陕西省职业教育一流核心课程（线下课程）配套教材
陕西省职业教育在线精品课程配套教材
陕西省职业教育课程思政示范项目配套教材

老年护理

主　编　刘团会　钟亚楠

副主编　徐　艳　孙亚妮　姚展妮　魏晓芳　段丽琨

编　委（按姓氏拼音排序）

邓　辉　铜川职业技术学院
段丽琨　铜川职业技术学院
刘团会　铜川职业技术学院
任永峰　铜川职业技术学院
尚　璐　铜川职业技术学院
孙亚妮　铜川职业技术学院
王　妮　铜川职业技术学院
魏晓芳　铜川市耀州区尚善养老院
徐　艳　铜川职业技术学院
杨艳丽　铜川职业技术学院
姚展妮　铜川职业技术学院
张　帆　铜川职业技术学院
钟亚楠　铜川职业技术学院

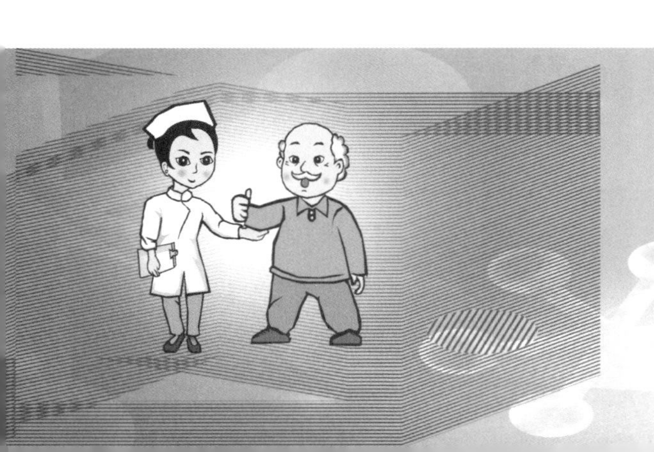

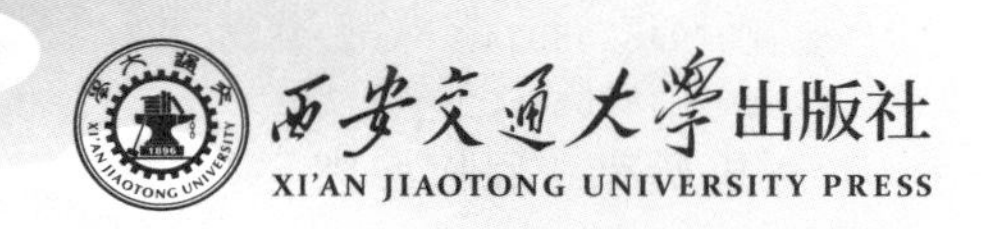

图书在版编目(CIP)数据

老年护理 / 刘团会,钟亚楠主编. —西安 :西安交通大学出版社,2024.8
ISBN 978-7-5693-3664-1

Ⅰ.①老… Ⅱ.①刘… ②钟… Ⅲ.①老年病—护理—高等职业教育—教材 Ⅳ.①R473.59

中国国家版本馆 CIP 数据核字(2024)第 018055 号

LAONIAN HULI
书　　名　老年护理
主　　编　刘团会　钟亚楠
责任编辑　郭泉泉
责任校对　李　晶
装帧设计　伍　胜

出版发行　西安交通大学出版社
　　　　　(西安市兴庆南路 1 号　邮政编码 710048)
网　　址　http://www.xjtupress.com
电　　话　(029)82668357　82667874(市场营销中心)
　　　　　(029)82668315(总编办)
传　　真　(029)82668280
印　　刷　陕西印科印务有限公司

开　　本　787mm×1092mm　1/16　**印张** 13.75　**字数** 288 千字
版次印次　2024 年 8 月第 1 版　2024 年 8 月第 1 次印刷
书　　号　ISBN 978-7-5693-3664-1
定　　价　56.00 元

如发现印装质量问题,请与本社市场营销中心联系。
订购热线:(029)82665248　(029)82667874
投稿热线:(029)82668502

前言

PREFACE

随着全球老龄化加剧，老年护理成为社会焦点。至2022年末，中国60岁及以上人口超2.8亿，占比19.8%，标志着我国已迈入老龄化社会，对专业、多元护理服务需求激增。中共中央、国务院印发的《“健康中国2030”规划纲要》中，将老年人群列为健康服务的重点人群。当进入老年后，人的身体功能会加速退化，各种疾病逐渐凸显出来，社会功能的改变会导致心理消极因素丛生，子女不在身边会导致情感交流出现障碍，这些都是老年人集中体现的问题。但老年护理领域面临人才短缺、技能失衡及教育模式与行业脱节等挑战，这就使得深化产教融合成为破解难题、推进“健康中国”战略的关键。正是基于这个背景，我们编写了这本《老年护理》教材。

本教材深入贯彻党的二十大精神，面向人民生命健康，对接养老机构，深化产教融合，遵循国家护理教学及执业标准，对照养老护理员职业技能标准及老年护理保健与健康养老照护技能大赛考核要点，融入前沿理念与技术，理论与实践并重，展现卫生职业教育魅力，重视引导学生形成尊老、敬老、爱老品质，培养学生人文关怀及安全责任意识，强调在日常工作和生活过程中维护老年人的尊严。本教材内容涵盖生活照护、基础照护、康复服务3个项目，包括清洁照护，穿、脱衣物等任务。此外，为了便于学生课堂学习及临床实习，本教材采取活页式装订，并配套众多数字教学资源，如操作视频、技能大赛考核要点、任务考核、素质拓展等，丰富了教材的内涵。

鉴于编者水平与时间限制，书中或有不足，恳请读者提出宝贵意见，以便再版时修订完善。

刘团会　钟亚楠

2024年2月

目录

CONTENTS

项目1 生活照护

学习目标

一、知识目标

(1)掌握常用漱口液及其作用;熟悉洗头的目的。

(2)掌握口腔护理的目的和适用人群。

(3)熟悉刷牙方法。

二、能力目标

(1)掌握特殊口腔护理技术、义齿护理技术,能为老年人清洁并佩戴义齿。

(2)能为老年人进行口腔护理、淋浴、盆浴、床上擦浴、会阴护理。

(3)熟悉牙线剔牙法。

(4)能为老年人洗头。

三、素质目标

(1)有爱护老年人的观念及良好的沟通技巧,能确保老年人安全。

(2)能及时关注到老年人各方面的变化,言行举止中有尊老、敬老、爱老、护老的意识。

任务1 清洁照护

清洁是人类最基本的生理需要之一,是指清除身体表面的微生物和污垢,防止微生物繁殖,促进血液循环,增强皮肤的抵抗能力,预防感染和并发症发生的方法。清洁可使人感觉舒适、愉快,维持良好的自我形象。清洁护理包括口腔护理、皮肤护理及会阴护理等。

任务 1.1 口腔护理

任务引入

王某，女，75 岁，退休工人，在脑梗死门诊治疗 10d，因突然呕吐，经 CT 检查为脑梗死合并脑出血而收住入院。查体：神志不清，处于浅昏迷状态。体温 38.6℃，血压 180/110mmHg，脉搏102 次/分，呼吸 24 次/分。左侧面部及肢体偏瘫，大小便失禁，左侧肺部感染。医嘱：一级护理，平卧，限制头部抬高，低流量持续吸氧，静脉输入，口腔护理，会阴护理。

任务准备

口腔护理的任务准备见表 1-1。

表 1-1 口腔护理的任务准备

任务准备	具体内容	
环境准备	温、湿度适宜，光线明亮，空气清新	
护理员准备	着装整齐，修剪指甲，戴好口罩	
老年人准备	明确操作的任务、目的、时间、过程，能配合操作，取舒适卧位	
用物准备	治疗车上层	治疗盘内备治疗碗(内盛被漱口液浸湿的无菌棉球、弯止血钳、镊子)、压舌板、小茶壶或杯子(内盛漱口液)、弯盘、吸水管、手电筒、棉签、治疗巾、小橡胶单，必要时备开口器
	治疗盘外备口腔外用药	液体石蜡、冰硼散、西瓜霜、制霉菌素、甘油、金素甘油、手消毒液、漱口液(应根据患者口腔 pH 与药物的药理作用选用漱口液)等

知识准备

口腔由颊、硬腭、软腭与舌组成。口腔内覆盖着黏膜，并含有牙齿和唾液腺等组织。口腔是上消化道的起始部位，担负着呼吸、咀嚼、吞咽、语言表达等重要的生理功能。口腔的特殊生理结构和温度、湿度及食物残渣等，非常适宜微生物生长繁殖，是病原微生物侵入机体的主要途径之一。正常情况下，口腔内存有大量的致病性和非致病性微生物。健康人因为机体抵抗力强，唾液中溶菌酶的杀菌作用，以及每日饮水、进食、刷牙、漱口等活动减少或清除了病原微生物，所以不会出现口腔健康问题。当机体抵抗力下降、上述活动减少，为病原微生物的繁殖创造了条件时，就容易发生口腔健康问题及自我形象的紊乱。因此，老年人应养成良好的口腔卫生习惯，如每日晨起、睡前、饭后刷牙或者漱口。研究表明，晨起只漱口可消除 15%的细菌，而刷牙则可消除 60%的细菌。

一、一般口腔护理

（一）清洁口腔用具的选择

（1）牙刷：刷头较小，可在口腔内灵活运动；刷毛软硬适中、表面光滑；应每3个月更换1次牙具。

（2）牙膏：无腐蚀性、刺激性小。药物牙膏能抑制细菌生长，可根据个人需要选用。

（二）刷牙方法

（1）颤动法：将牙刷毛面轻放于牙齿及牙龈沟上，刷毛与牙齿呈45°，以快速环形来回颤动刷洗，每次刷2或3颗牙齿，刷完一个部位后再刷相邻部位。对前排牙齿的内侧面，可用牙刷毛面的顶端颤动刷洗；刷洗咬合面时，刷毛与牙齿平行，来回刷洗；刷完牙齿后再刷舌面。

（2）竖刷法：将牙刷刷毛末端置于牙冠与牙龈交界处，沿牙齿方向轻微加压并顺牙缝纵向刷洗。牙齿的外侧面、内侧面及咬合面都应刷洗干净。舌面可由内向外刷洗。

（三）牙线剔牙法

1. 作用

牙线剔牙法对牙齿、牙龈损伤较小，并且清理得较为干净。

2. 方法

（1）牙签线器：直接将牙线嵌入牙齿之间，用力弹出即可，每个牙缝反复数次，直至清洁。

（2）尼龙线：将牙线缠绕在两手中指第一关节，用食指和拇指持牙线，以拉锯式将牙线嵌入两齿之间，然后用力弹出，每个牙缝反复数次，直至清洁。

（四）义齿的清洁与摘戴

义齿也会积聚食物残渣，有牙菌斑和牙结石，也需要每天清洁与护理。具体操作如下。①摘除义齿：嘱老年人张口，一手垫纱布，轻轻拉动义齿基托，将义齿取下。对上义齿，轻轻向外下方拉动，对下义齿，轻轻向外上方拉动。若上、下方均为义齿，则先摘取上方，再摘取下方。②清洁义齿：睡前取下义齿，置于水龙头下，左手垫纱布，捏住义齿，右手用软毛刷刷去义齿上的食物残屑并冲洗干净。将清洁后的义齿置于清洁水杯中，先加入义齿清洁液5～10mL，再加入冷水，直至液面浸没义齿。③佩戴义齿：将装有清洁义齿的水杯放于老年人床头桌上，嘱老年人张口，一手垫纱布，拿稳义齿，轻推义齿基托，将义齿戴上。将上、下方义齿戴好后，嘱老年人轻轻咬合数次，使义齿与牙组织完全贴合舒适。④整理：整理床单位，整理用物。

注意事项：

（1）摘、戴义齿时，不可用力过大，以免损伤牙龈。摘取不下来时，可轻推卡环。

(2)嘱有义齿的老年人不要用力咬合,以防卡环变形或义齿折断。

(3)嘱有义齿的老年人避免硬食,少食软糖等。

(4)昏迷老年人不宜佩戴义齿。

(5)白天佩戴义齿,晚上睡前取下义齿并存放于冷开水中,每日换水 1 次,不可将义齿浸泡于热水或乙醇等消毒液中。

(6)长期佩戴义齿的老年人还应注意每半年或一年做 1 次口腔检查。

(五)漱口液的选择

漱口液的选择见表 1-2。

表 1-2 漱口液的选择

口腔 pH	常用漱口液	浓度	作用
中性	氯化钠溶液	0.9%	清洁口腔,预防感染
中性	复方硼砂溶液(朵贝尔氏液)	—	轻度抑菌、除臭
偏酸性	过氧化氢溶液	1%~3%	遇有机物时,可放出新生氧以抗菌除臭,适用于口腔有溃烂、坏死组织者
偏酸性	碳酸氢钠溶液	1%~4%	属碱性溶液,适用于真菌感染
中性	呋喃西林溶液	0.02%	清洁口腔,可广谱抗菌
偏碱性	醋酸溶液	0.1%	适用于铜绿假单胞菌感染
偏碱性	硼酸溶液	2%~3%	属酸性防腐溶液,有抑菌作用
偏碱性	甲硝唑溶液	0.08%	适用于厌氧菌感染

二、特殊口腔护理

(一)适应证

特殊口腔护理适用于禁食、高热、昏迷、危重、鼻饲、口腔疾病、大手术老年人及有自理能力缺陷者。一般每日 2 或 3 次,如病情需要,则可酌情增加次数。

(二)目的

(1)预防并发症:保持口腔清洁、湿润,预防口腔感染等并发症的发生。

(2)维持口腔的正常功能:去除牙垢和口臭,增进食欲,促进舒适。

(3)协助诊断:观察口腔黏膜、舌苔、牙龈等处的变化,判断有无特殊的口腔气味,协助诊断。

(三)评估

(1)识别老年人。

(2)评估全身情况(如精神状态、饮食、二便、睡眠等)。

(3)评估局部情况。①口唇:颜色、湿润度,有无干裂、出血、结痂等。②牙齿:是否结构整齐,有无龋齿、牙垢、义齿等,牙龈有无水肿、萎缩、出血等。③舌:颜色、湿润度,舌苔的颜色、量等。④口腔黏膜:颜色、湿润度、是否完整,有无溃疡、伪膜、出血等。⑤腭:腭垂的颜色,有无红肿、分泌物等。⑥气味:有无异常或特征性气味等。⑦唾液:量、颜色、性状等。

(4)评估特殊情况(针对本情境可能存在的情况)。

(5)评估老年人的配合程度、意愿等。

素质拓展

棉球法清洁口腔

任务实施

用棉球法为老年人清洁口腔的任务实施见表1-3。

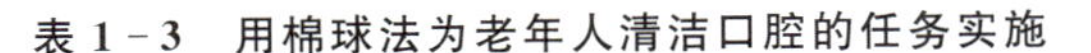

表1-3　用棉球法为老年人清洁口腔的任务实施

步骤	具体要求
沟通与评估	携用物进入房间,核对信息
	向老年人解释操作的任务、目的、时间、过程及配合方法,使老年人做好身心准备
	评估老年人的意识、心理状态、活动能力、配合度及口腔情况。 口腔情况如下。①口唇:颜色、湿润度,有无干裂、出血、结痂等。②牙齿:是否结构整齐,有无龋齿、牙垢、义齿等。③牙龈:有无水肿、萎缩、出血等。④舌:颜色、湿润度,舌苔的颜色、量等。⑤口腔黏膜:颜色、湿润度、是否完整,有无溃疡、伪膜、出血等。⑥腭:腭垂的颜色,有无红肿、分泌物等。⑦气味:有无异常或特征性气味等。⑧唾液:量、颜色、性状等
实施	需协助老年人取侧卧位或仰卧位,将头偏向一侧,面向护理员。取治疗巾,将之围于颌下及枕上(双层保护枕头),将弯盘放于口角旁
	用棉签蘸温水湿润老年人的口唇
	用手电筒、压舌板检查口腔有无出血、溃疡及活动牙齿(口述取出义齿)
	嘱清醒者用吸水管漱口,对无吮吸能力者用注射器接软管帮助其漱口。昏迷老年人忌漱口
	嘱老年人张口,咬合上、下齿。用压舌板撑开左侧颊部
	用血管钳夹取棉球,沿牙缝纵向擦洗牙齿左上外侧面、左下外侧面,由内洗向门齿
	用同法擦洗右外侧面
	(不用压舌板)嘱老年人张开上、下齿,按顺序擦洗牙齿左上内侧面—左上咬合面—左下内侧面—左下咬合面,均由内洗向门齿(其中左上内侧面、左下内侧面应沿牙缝纵向擦洗,对咬合面用螺旋法擦洗)。以弧形擦洗左侧颊部

续表

步骤	具体要求
实施	用同法擦洗右侧
	擦洗硬腭、舌面、舌下(勿触及咽部,以免引起恶心)
	擦洗完毕,协助老年人用吸管吸漱口水(温开水)漱口。用纱布拭去老年人口角处的水渍
	用手电筒检查口腔。观察口腔是否擦洗干净,有无炎症、溃疡等,有溃疡者涂口腔溃疡药
	为口唇干燥的老年人涂液体石蜡或润唇膏
	撤弯盘并清点棉球,撤去治疗巾
	安置老年人躺卧舒适,整理床单位
整理与记录	观察、询问老年人感受
	分类整理用物
	洗手、记录
注意事项	每个部位用一个棉球,将棉球拧至不滴水。每个棉球只能用 1 次,勿反复使用。清点棉球数量,每次夹取一个棉球,防止将棉球遗留在口腔内
	擦洗时动作轻柔,用棉球包裹钳尖端。特别是对凝血功能差或患血液系统疾病的老年人,应防止因损伤口腔黏膜及牙龈而引起出血
	为昏迷老年人和意识不清老年人操作时,禁止漱口;棉球不宜过湿,以免溶液被吸入呼吸道;需用张口器时,应将之从臼齿放入
	对长期应用抗生素的老年人,应注意观察口腔黏膜有无真菌感染
	对患感染性疾病的老年人的口腔护理用物按隔离消毒原则进行处理

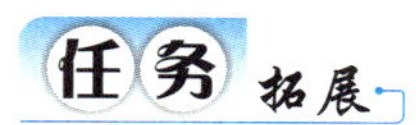

会阴护理

会阴护理包括清洁会阴及周围皮肤。因为会阴部生理结构特殊,温暖、潮湿、通气较差,有利于病原微生物的繁殖,所以清洁会阴及周围皮肤对预防疾病、去除会阴部异味、促进老年人的舒适有重要的作用。会阴护理的操作要点见表 1-4。

表 1-4　会阴护理的操作要点

步骤	具体要求
操作准备	环境准备:温、湿度适宜,光线明亮,空气清新
	护理员准备:服装整洁,洗净双手,戴口罩
	老年人准备:明确操作的任务、目的、时间、过程,能配合操作,取舒适卧位
	用物准备:冲洗壶1个(内盛38~42℃的温水)、弯盘1个、棉球若干、持物钳1把、一次性橡胶手套1副、一次性尿垫1张、浴巾1条、便盆1个、污物盘1个、记录单、笔等
沟通与评估	携用物进入房间,核对信息
	向老年人解释操作的任务、目的、时间、过程及配合方法,使老年人做好身心准备
	评估老年人的意识、心理状态、活动能力、配合度
实施	征得老年人同意,关闭门窗,使用屏风遮挡
	脱下近侧裤腿,用浴巾遮盖近侧腿,老年人呈屈膝仰卧位,在其臀下垫一次性尿垫,协助老年人抬高臀部,放置便盆,在其耻骨联合部放置几片卫生纸,以免冲洗时水沿腹股沟倒流
	护理员戴好橡胶手套,一手持冲水壶,另一手拿持物钳。先冲少量水,试水温。边冲洗边用棉球从上至下擦拭阴阜、尿道口、阴道口、肛门,不可来回擦拭。冲洗壶高度至耻骨联合上10m左右。冲水的速度宜慢,仔细清洁至无分泌物。对卧床老年人每日冲洗2次
	用卫生纸擦干会阴部,并再次检查会阴部皮肤黏膜情况,撤去便盆、毛巾
	更换一次性尿垫,摘下一次性橡胶手套,撤下浴巾,协助老年人穿好衣服,为其盖好盖被,协助其取舒适卧位
整理与记录	观察、询问老年人感受
	分类整理用物:整理床单位,倾倒便盆,刷洗、消毒、备用。将用物放回原处,洗净毛巾,晾干备用
	洗手、记录
注意事项	不可将便盆硬塞于老年人臀下,以免挫伤骶尾部皮肤
	冲洗时缓慢倒水,以免打湿被褥
	个人物品不可混用,以免发生交叉感染

任务 1.2 皮肤护理

任务引入

王某，女，66 岁，患有高血压，3 年前因脑出血导致右侧肢体瘫痪，小便失禁，健侧肢体能配合。王某诉头皮发痒、头发油腻且气味较大。现需要为王某洗头。

任务准备

皮肤护理的任务准备见表 1－5。

表 1－5 皮肤护理的任务准备

任务准备	具体内容
环境准备	温、湿度适宜，光线明亮，空气清新，关闭门窗
护理员准备	服装整洁，洗净双手
老年人准备	明确操作任务、目的、时间、过程，能配合操作，取舒适体位。衣着、体位舒适
用物准备	毛巾、洗发液、梳子、棉球、洗头盆、暖瓶、水壶（盛装 45～50℃温水，使用时水温 38～40℃）、防水垫、污水桶、吹风机

知识准备

皮肤护理的目的是增加老年人的舒适度，保持良好的精神面貌，促进老年人身心愉悦，预防感染。皮肤护理主要包括洗头和身体清洁（盆浴）等。

洗头频率取决于个人日常习惯和头发卫生状况。对于出汗较多或头发上沾有各种污渍的老年人，应酌情增加洗头次数。根据老年人的健康状况、体力和年龄，可采用多种方式为其洗头。对身体状况良好的老年人，可在浴室内采用淋浴的方法洗头；对不能淋浴的老年人，可协助其坐于床旁椅上进行床边洗头；对失能老年人，护理员可根据现有条件进行床上洗头，如采用马蹄形垫、扣杯法或洗头车等方法。

操作目的：①去除皮屑和污物，使老年人感觉清洁、舒适、美观；②按摩头皮，促进血液循环，促进头发生长；③维持老年人的良好形象，增进身心健康，建立和谐关系；④预防和灭除头虱、头虮，防止疾病传播。

素质拓展

任务实施

为老年人洗头的任务实施见表 1－6。

表 1-6 为老年人洗头的任务实施

<table>
<tr><th>步骤</th><th colspan="2">具体要求</th></tr>
<tr><td rowspan="3">沟通与评估</td><td colspan="2">携用物进入房间，核对信息</td></tr>
<tr><td colspan="2">向老年人解释操作的任务、目的、时间、过程及配合方法，使其做好身心准备</td></tr>
<tr><td colspan="2">评估老年人的意识、心理状态、活动能力、配合度。观察老年人的头皮是否有破损、感染等</td></tr>
<tr><td rowspan="8">实施</td><td rowspan="4">坐位洗头</td><td>协助老年人坐稳，将洗头盆置于面前凳子上，将污水桶放在洗头盆一侧，将毛巾围于其颈肩部，协助其身体前倾，头部位于洗头盆上方，提醒其低头闭眼，双手扶稳洗头盆边沿</td></tr>
<tr><td>手持调好水温的水壶缓慢淋湿老年人的头发，将适量洗发液在手心搓开后涂擦在其头发上，用双手指腹反复揉搓头皮及头发</td></tr>
<tr><td>持水壶冲洗老年人的头发，直至洗净泡沫</td></tr>
<tr><td>擦干头发和面部，移除老年人颈肩部的毛巾，根据需要将吹风机调至最低挡，吹干头发并梳理整齐</td></tr>
<tr><td rowspan="4">卧位洗头</td><td>协助老年人平卧躺好，在其肩颈部围上一条毛巾，将枕头移至肩下，将防水垫置于其头颈部下面，再将一条毛巾铺于防水垫上，将洗头盆置于其头下，将污水桶放置于洗头盆一侧，用棉球塞耳，提醒其闭眼</td></tr>
<tr><td>手持调好水温的水壶缓慢淋湿老年人的头发，将适量洗发液在手心搓开后涂擦在其头发上，用双手指腹反复揉搓头皮及头发</td></tr>
<tr><td>持水壶冲洗老年人的头发，直至洗净泡沫</td></tr>
<tr><td>移除洗头盆，用毛巾擦干老年人的面部及头发，取出其双耳内的棉球。根据需要将吹风机调至最低挡，吹干头发并梳理整齐</td></tr>
<tr><td rowspan="4">整理与记录</td><td colspan="2">移除用物，整理床单位，协助老年人取舒适卧位</td></tr>
<tr><td colspan="2">开窗通风，将污水倾倒于水池内</td></tr>
<tr><td colspan="2">清洗毛巾及脸盆，悬挂毛巾，晾干。将用物放回原处</td></tr>
<tr><td colspan="2">洗手、记录</td></tr>
<tr><td rowspan="4">注意事项</td><td colspan="2">注意观察并询问老年人有无不适，及时调整操作方法，当其出现面色、呼吸改变等不适反应时，应停止操作</td></tr>
<tr><td colspan="2">注意室温、水温变化，及时擦干老年人的头发，防止着凉。避免水流入其眼、耳和鼻内，不应打湿被褥和衣物</td></tr>
<tr><td colspan="2">洗发操作时间应控制在 10min 左右，既要保证彻底清洁，又不至于使老年人疲劳</td></tr>
<tr><td colspan="2">洗头时，应用指腹揉搓头皮，不能用指甲抓挠头皮，以免造成头皮或毛囊损伤</td></tr>
</table>

任务评价

任务 1 考核

学生自评见表 1－7。

表 1－7　学生自评

评价内容		评定				
参与态度	我认真参加每一次课堂活动、对每一次课堂活动保持浓厚的兴趣	A	B	C	D	E
		5	4	3	2	1
	我能积极学习各种相关知识，能主动查阅相关资料	A	B	C	D	E
		8	6	4	2	0
	我能发挥自身的优势，为小组提供必不可少的帮助，努力完成自己承担的任务	A	B	C	D	E
		10	8	6	4	2
协作精神	我能积极配合小组完成各种操作，服从安排	A	B	C	D	E
		10	8	6	4	2
	我能积极地与组内、组间成员相互讨论，能完整、清晰地表达想法，尊重他人的意见和成果	A	B	C	D	E
		10	8	6	4	2
	课堂中，我和大家能互相学习和帮助，促进共同进步	A	B	C	D	E
		5	4	3	2	1
创新和实践	我有浓厚的好奇心和探索欲望	A	B	C	D	E
		8	6	4	2	0
	在小组遇到问题时，我能提出合理的解决方法	A	B	C	D	E
		8	6	4	2	0
	课堂中，我能发挥个性特长，施展才华	A	B	C	D	E
		8	6	4	2	0
能力提高	课堂中，我能运用多种渠道收集信息	A	B	C	D	E
		8	6	4	2	0
	课堂中遇到问题不退缩，并能自己想办法解决	A	B	C	D	E
		10	8	6	4	2
	我与他人交往的能力提高了	A	B	C	D	E
		10	8	6	4	2
满分	100 分	最终得分		学生签字		
总体体会	我的收获：					
	我的感受：					
	我还需要努力的地方：					
教学建议						

学生互评见表1－8。

表1－8　学生互评(参照全国养老护理职业技能大赛操作评分标准)

项目	分值	扣分原因	得分	备注
工作准备	10			
沟通解释评估	15			
关键操作技能	50			
健康教育	8			
评价照护效果	5			
对操作者的综合评价	12			
打分人		实际得分		
操作建议				

教师评价见表 1－9。

表 1－9 教师评价

<table>
<tr><th>项目</th><th>过程考核</th><th>考核内容</th><th>分值</th><th>扣分原因</th><th>得分</th></tr>
<tr><td>课堂表现</td><td colspan="2">认真听课，积极参与课堂活动，有独立的见解</td><td>10</td><td></td><td></td></tr>
<tr><td rowspan="3">知识</td><td>课前</td><td>预习任务完成情况</td><td>5</td><td></td><td></td></tr>
<tr><td>课中</td><td>重、难点掌握情况</td><td>10</td><td></td><td></td></tr>
<tr><td>课后</td><td>课后作业完成情况</td><td>5</td><td></td><td></td></tr>
<tr><td rowspan="6">能力</td><td>课前</td><td>预习技能探索</td><td>5</td><td></td><td></td></tr>
<tr><td rowspan="4">课中</td><td>技能操作掌握情况</td><td>10</td><td></td><td></td></tr>
<tr><td>小组团结合作情况</td><td>12</td><td></td><td></td></tr>
<tr><td>与老年人沟通能力</td><td>7</td><td></td><td></td></tr>
<tr><td>思维的条理性</td><td>4</td><td></td><td></td></tr>
<tr><td>课后</td><td>能力拓展完成情况、思维的创造性</td><td>10</td><td></td><td></td></tr>
<tr><td rowspan="4">素养</td><td colspan="2">能够尊老、敬老、爱老</td><td>8</td><td></td><td></td></tr>
<tr><td colspan="2">具有人文关怀、安全意识</td><td>6</td><td></td><td></td></tr>
<tr><td colspan="2">对待老年人有爱心、细心和耐心</td><td>4</td><td></td><td></td></tr>
<tr><td colspan="2">能够保护老年人的隐私</td><td>4</td><td></td><td></td></tr>
<tr><td>增值评价</td><td colspan="2">通过学生自我评价、学生互评、企业导师评价探索学生增值评价</td><td>20</td><td></td><td></td></tr>
<tr><td>打分人</td><td colspan="2"></td><td>实际得分</td><td colspan="2"></td></tr>
<tr><td>操作建议</td><td colspan="5"></td></tr>
</table>

企业导师评价见表1－10。

表1－10 企业导师评价

考核指标	考核项目	内容	评定				
知识能力	知识力	充分具备现任职务所要求的基础理论知识和实际业务知识	A	B	C	D	E
工作能力	理解力	能充分理解老年人的要求，干净利落地帮助其完成护理工作，不需要其反复强调	A	B	C	D	E
	判断力	能充分理解老年人的意图，根据其现状，随机应变，恰当处理。是否具有护理员所要求的判断力，能够果断地作出正确决策	A	B	C	D	E
	表达力	具备护理员所要求的表达力，并能进行一般联络及说明工作	A	B	C	D	E
	交涉力	在和企业导师交涉时，是否具备使双方诚服接受同意或达成协商的交涉能力	A	B	C	D	E
工作态度	纪律性	能够遵守企业工作纪律和规章制度，是否做到不迟到、早退及不脱岗等	A	B	C	D	E
	团队精神（协作性）	在工作中，是否考虑别人的处境，是否主动协助企业导师、同学和企业外人员做好工作；是否有意识地促使团队和谐	A	B	C	D	E
	积极性	对分配的任务是否不讲条件，主动积极，尽量多做工作，主动进行改进	A	B	C	D	E
评定标准：A. 非常优秀，理想状态；B. 优秀，满足要求；C. 基本满足要求；D. 略有不足；E. 不能满足要求		分数换算：A. 9～10分，B. 7～8分，C. 5～6分，D. 3～4分，E. 0～2分。最终得分：72～80分为非常优秀，56～64分为优秀，40～48分为合格，32分及以下为不合格	评语				
			考核人签字				

能力拓展

身体清洁(盆浴)

一、物品准备

物品准备:淋浴设施、长毛巾1条、浴巾1条、小方毛巾2条、浴液1瓶、洗发液1瓶、清洁衣裤1套、梳子1把、洗澡椅1把、防滑拖鞋1双或防滑垫1块,必要时备吹风机1个、轮椅、记录单、笔等。浴盆中放置防滑垫。放水至1/3~1/2满,水温为38~40℃。

二、操作要求

身体清洁(盆浴)的操作要求见表1-11。

表1-11 身体清洁(盆浴)的操作要求

项目	类型	实操技能操作要求
工作准备	M1	口头汇报:简述情境、老年人照护问题和任务等
	M2	对以下项目在整个操作过程中予以评估,不需要口头汇报。 (1)物品准备齐全:操作过程中不缺用物、能满足完成整个操作、物品性能完好。 (2)操作过程中关注环境准备情况:包括温、湿度适宜,光线明亮,空气清新(以检查动作指向行为或沟通交流方式进行)。 (3)操作过程中注意老年人准备:老年人状态良好,可以配合操作(以沟通交流的方式进行)。 (4)做好个人准备:着装、装饰等符合规范
沟通、解释、评估	M3	问好、自我介绍、友好微笑、称呼恰当、举止得体、礼貌用语、选择合适话题、自然开启话题等
	M4	采用有效的方法核对照护对象的基本信息
	M5	对老年人进行综合评估(评估项目将结合具体情境进行具体化和明确化): (1)全身情况,如精神状态、饮食、二便、睡眠等。 (2)局部情况,如肌力、肢体活动度、皮肤情况等。 (3)特殊情况,如针对本情境可能存在的情况
	M6	(1)为老年人介绍照护任务、任务的目的、操作时间、关键步骤。 (2)介绍需要老年人注意和(或)配合的内容。 (3)询问老年人对沟通解释过程是否存在疑问,并且愿意配合
	M7	询问老年人有无其他需求、环境和体位等是否舒适及是否可开始操作

续表

<table>
<tr><th>项目</th><th>类型</th><th>实操技能操作要求</th></tr>
<tr><td>沟通、解释、评估</td><td>M8</td><td>(1)搀扶(或用轮椅)协助老年人穿防滑拖鞋进入浴室。水温，打开开关，调节水温以38～40℃为宜(伸手触水，确保温热、不烫手)。
(2)护理员协助老年人脱去衣裤(一侧肢体有活动障碍时，应先脱健侧，再脱患侧)。搀扶老年人进入浴盆坐稳，叮嘱老年人双手握住扶手或盆沿。
(3)洗发：叮嘱老年人头稍后仰，手持花洒淋湿头发，为老年人涂擦洗发液，用双手指腹揉搓头发、按摩头皮(力量适中，揉搓方向由发际向头顶部)。用花洒将洗发液全部冲洗干净。关闭开关，并用毛巾擦干面部及头发。冲洗头发时遮挡耳部。
(4)洗脸：先手涂少量沐浴液，为老年人清洁面部及耳后，再用花洒将面部沐浴液冲洗干净。关闭开关。拧干小方毛巾，擦干老年人面部及耳后的水渍。
(5)清洗身体：放尽浴盆中的水，自颈部向下冲淋老年人的身体。自上而下涂沐浴液，先涂擦颈部、耳后、胸腹部、双上肢、背部、双下肢，然后擦洗会阴及臀下、双足。轻轻揉搓肌肤。最后护理员冲净双手，用花洒将全身浴液冲洗干净。关闭开关。
(6)擦干更衣：护理员用毛巾迅速擦干老年人的面部及头发，用浴巾包裹老年人的身体。搀扶老年人出浴盆，坐在浴室坐浴椅上。协助老年人更换清洁衣裤(一侧肢体活动障碍时，应先穿患侧，再穿健侧)，搀扶(或用轮椅协助)老年人回屋休息。
(7)整理用物：护理员将用物放回原处，开窗通风。擦干浴室地面，清洗浴巾、毛巾及老年人换下的衣裤</td></tr>
<tr><td rowspan="2">健康教育</td><td>M9</td><td>针对本次照护任务，在照护过程中进行注意事项的教育(将结合具体情境进行具体化和明确化)：
(1)教育方式恰当，如讲解与示范相结合；
(2)语言简单易懂，尽量使用生活化语言；
(3)表达准确、逻辑清晰、重点突出</td></tr>
<tr><td>M10</td><td>在照护过程中结合老年人的情况开展健康教育，如疾病预防和康复、健康生活方式等(将结合具体情境进行具体化和明确化)，要求如下：
(1)主题和数量合适；
(2)表达方式突出重点，逻辑清晰；
(3)结合主题提出的措施或建议：每个主题不少于3条；
(4)语言简单易懂，适合老年人的理解能力；
(5)结合老年人的具体情况(如职业、性格、爱好、家庭等)</td></tr>
</table>

续表

项目	类型	实操技能操作要求
评价照护效果	M11	询问老年人有无其他需求、是否满意(反馈),整理各项物品
	M12	记录(不漏项,包括评估阳性结果、主要措施及异常情况等)
	M13	遵守感染控制和管理要求,包括废弃物处理、个人防护及手卫生等
对护理员综合评判	J1	操作过程中的安全性:操作流畅、安全、规范,避免给老年人带来疼痛等伤害,操作过程中未出现致老年人于危险环境的行为
	J2	沟通力:顺畅自然、有效沟通,表达信息方式符合老年人的社会文化背景,能正确理解老年人反馈的信息,避免盲目否定或其他语言暴力
	J3	创新性:能综合应用传统技艺、先进技术等为老年人提供所需的照护措施,解决老年人的问题,促进老年人获得健康和幸福感
	J4	职业防护:做好自身职业防护,能运用节力原则,妥善利用力的杠杆作用,调整重心,减少摩擦力,利用惯性等方法
	J5	人文关怀:能及时关注到老年人各方面的变化,能针对老年人的心理和情绪作出恰当的反应,给予支持,如不可急躁等;言行举止体现尊老、敬老、爱老、护老的意识
	J6	鼓励:利用语言和非语言方式鼓励老年人参与照护,加强自我管理,发挥残存功能,提升自理能力
	J7	灵活性:对临场突发状况能快速应变,根据老年人及现场条件灵活机动地实施照护,具有很强的解决问题的能力

注意事项:

(1)浴盆内要放防滑垫,以防老年人身体下滑。

(2)老年人盆浴时间不可过长,浸泡时间不可超过20min。水温不可过高,水量不可过多(盆浴时,水位不可超过心脏水平,以避免引起胸闷)。

(3)协助老年人盆浴时,应随时询问和观察老年人的反应。如有不适,则应迅速结束操作,并报告医护人员。

任务2 穿、脱衣物

任务描述

王某，73 岁，为失能老年人，既往患有脑梗死，并发右侧肢体偏瘫而卧床 3 年，右手屈曲，无法伸直，右侧脚踝不能弯曲，口齿不清。今日护理员为王某翻身时发现其尿湿了裤子，护理员需根据王某的肢体情况为其更换衣服。

任务准备

穿、脱衣物的任务准备见图 1－12。

图 1－12 穿、脱衣物的任务准备

任务准备	具体内容
环境准备	温、湿度适宜，光线明亮，空气清新，拉上窗帘
护理员准备	服装整洁，洗净双手，戴口罩
老年人准备	明确操作的任务、目的、时间、过程，能配合操作，取舒适体位
用物准备	清洁的开襟上衣、套头上衣、裤子，如有需要，则可酌情备脸盆（盛温水）、毛巾、润肤油

学习目标

一、知识目标

（1）掌握穿、脱衣物的方法。

（2）熟悉老年人的穿衣原则。

（3）了解老年人的穿着特点。

二、能力目标

掌握穿、脱衣物的操作流程，能对老年人进行穿、脱衣物的护理。

三、素质目标

穿、脱衣操作时尊重老年人、关爱老年人。

知识准备

一、概述

随年龄的增长，人到老年，身体各器官组织自然老化，器官功能逐渐衰退，新陈代谢过程变慢，身体活动能力下降，从而使老年人好静不好动，活动相对减少，这就进一步促进了老化的发展。由于老年人身体脊柱弯曲、关节硬化等生理变化，身体各部位长度变短，活动范围减少甚至活动受限。老年人的体质和年轻人差别也较大，所以老年人的着装更要有讲究。正确地为老年人选择衣着，及时为老年人更衣，对于提升老年人舒适度及生活质量有很大帮助。

二、基础知识

衣着护理

（一）帮助老年人更衣的重要性及要求

老年人着装不仅要美观、保暖，更要舒适、健康。有些老年人由于年老体弱，自理能力下降，需要护理员协助穿、脱衣裤，如老年人因病长期卧床，需要预防压疮发生，以提高老年人生活质量，满足老年人生理和心理需要。因此，护理员掌握快捷适宜的穿、脱方法，可避免老年人着凉，同时减轻照护劳动强度。老年人选择合适的服装穿着，不仅自己感觉舒适，而且对健康大有益处。

（二）老年人穿衣特点

1. 实用

衣着有保暖防寒的作用。老年人对外界环境的适应能力较差，老年人体力衰退、机体抵抗力变弱，体温调节功能降低，皮肤汗腺萎缩，冬季畏寒、夏季惧热。因此，老年人在穿着上首先要考虑冬装保暖，夏装凉爽。

2. 舒适

老年人的穿着应力求宽松舒适，柔软轻便，利于活动。在面料选择上，纯棉制品四季适宜。夏季选用真丝、棉麻服装，凉爽透气。

3. 整洁

衣着整洁不仅使老年人显得神采奕奕，也有利于身体健康。内衣及夏季衣服更应常洗常换。

4. 美观

根据老年人自身文化素养、喜好、品位，选择适宜的老年人服装。老年人服装要结构简单、线条明快及方便穿脱，体现成熟稳健的风格。

（三）老年人穿衣禁忌

1. 忌领口紧

冬季老人为了保暖，喜欢穿高领毛衣、保暖内衣等。要注意领口不能太紧，领口过紧可能会影响颈椎的正常活动，还会使颈部血管受到压迫，使输送到大脑和眼部的血液减少，引发脑供血不足。衣领过紧还可压迫颈动脉窦压力感受器，进而通过神经反射引起心动过缓，甚至暂停、血压下降、脑部供血减少、头晕乏力，尤其对于患有心血管疾病的老年人来说，领口过紧会加重心脏负担，容易诱发心血管疾病，严重者还可出现休克。

2. 忌腰紧

腰带束得太紧，勒着腰部的骨骼和肌肉，容易引起血液循环障碍，导致腰椎局部长期缺血缺氧，还易发生腰椎损伤、腰痛及下肢疼痛、麻木、浮肿，另外还影响胃肠道正常蠕动，日久会产生消化不良、食欲不振、便秘等。

3. 忌袜口紧

袜口紧不利于脚部血液回流心脏，时间长了，会引起脚胀、脚肿、脚凉、腿脚麻木无力，导致行走不便。

需要注意老年人的穿衣习惯，并且日常生活中要注意身体的保健，避免寒冷刺激，严重影响到生活健康。尤其是一些出现水肿的老年人，一定要注意避免穿着太紧，以免导致皮肤受到影响。

（四）老年人适宜穿着的鞋袜

1. 袜子

（1）老年人应选择棉质的松口袜子。袜口过紧会导致血液回流欠佳，足部肿胀不适。

（2）随年龄增长，老年人出现足脱皮、足开裂，且可能因疾病导致足部感染，袜子勤换洗有利于足部健康。

（3）双脚是血管分布的末梢，脚的皮下脂肪比较薄，大部分为致密纤维组织，保暖作用较差，也更容易脚冷。双脚受凉会反射性引起鼻黏膜血管收缩，引起感冒。有的老人还会出现胃痛、腹泻、心律异常、腿麻木等症状。老年人要准备好不同季节穿的袜子。

2. 鞋

老年人应选择具有排汗、减震、安全、柔软、轻巧、舒适等特点的鞋，大小要合适。日常行走可选择有适当垫高后跟的布底鞋，运动时最好选择鞋底硬度适中、有点后跟、前部微翘的运动鞋。少穿拖鞋，若居室内穿着拖鞋，也应选择长度和高度刚刚能将足部塞满的整块鞋面，后跟在2～3cm的拖鞋。夏季可穿着透气网面运动鞋；冬季最好穿保暖、透气、防滑的棉鞋，穿防寒性能较优的棉袜。

三、老年人衣服的选择原则

素质拓展

老年人衣着服饰的选择，应以暖、轻、软、宽、简单为原则。

（一）夏、冬季衣着的选择

夏季尽量选择吸汗能力强、便于洗涤的衣服，以便体热的散发。冬季老年人尽量选择保暖性能好的衣服，但不要穿太多，以免出汗，反而容易感冒。

（二）简单舒适

老年人的衣服要宽大、轻软、合体，穿起来感觉舒适，同时，衣服样式简单，穿脱方便，不要穿套头衣服，纽扣也不宜太多，宜穿对襟衣服。

（三）内衣选用棉织品

老年人的贴身内衣最好选用棉织品，不宜穿化纤衣服。因为化纤内衣带静电，对皮肤有刺激性，容易引起老年人皮肤瘙痒。

皮肤瘙痒症的护理

任务实施

穿、脱衣物的任务实施见表1－13。

表1－13　穿、脱衣物的任务实施见

步骤	具体要求	
沟通与评估	携用物进入房间，核对信息	
	向老年人解释操作的任务、目的、时间、过程及配合方法，使老年人做好身心准备	
	评估老年人意识、心理状态、活动能力、配合度	
实施	清洗局部皮肤：清洗被尿液浸润的皮肤，擦干，抹润肤油。观察老年人皮肤状况，减少局部皮肤因长期反复的尿液刺激导致的压疮	
	更换开襟衣服	解衣，侧卧：护理员站于老年人右侧（或者患侧）；先掀开盖被上部，解开上衣纽扣；拉起对侧床挡；先从健侧肩膀开始将衣服脱下，一只手扶住老年人肩部，另一只手扶住老年人髋部，协助老年人翻身侧卧，健侧在下
		去旧穿新： （1）脱去上侧衣袖；卧于健侧，患者在上，将患侧衣服脱下，取清洁开襟上衣，穿好上侧（或患侧）的衣袖其余部分，掖于老人身下，拉出被更换的衣服。 （2）协助老年人取平卧位，从老年人身下拉出清洁的上衣。穿好清洁上衣的另一侧（或健侧）衣袖，确保身下衣服无褶皱。整理衣领，拉平衣服，扣好纽扣

续表

步骤	具体要求	
实施	穿、脱套头上衣	协助老年人脱下套头衫：如身体允许，可协助老年人取坐位。护理员将老年人套头上衣的下端向上拉至胸部，一手托起老年人头部，一手从背后向前脱下衣身部分。一手扶住老年人肩部，一手拉住近侧袖口，脱下一侧衣袖。同法脱下另一侧衣袖。遇到老年人一侧肢体不灵活时，应先脱健侧衣衫，后脱患侧衣衫
		协助老年人穿上套头衫：辨别上衣前后面。护理员一手从衣袖口处伸入至衣身开口处，握住老年人手腕，衣袖套入老年人手臂。同法穿好另一侧。遇老年人一侧肢体不灵活时，应先穿患侧，后穿健侧。一手托起老年人头部，一手握住衣身背部的下开口至领口部分
	更换裤子	脱下裤子： (1)护理员为老年人松开裤带、裤扣。协助老年人身体右倾，将裤子左侧部分向下拉至臀下，再协助老年人身体左倾，将裤子右侧部分向下拉至臀下。 (2)护理员两手分别拉住老年人两侧裤腰部分向下褪至膝部，抬起一侧下肢，褪去一侧裤腿。同法，褪去另一侧裤腿。遇到老年人一侧肢体不灵活时，应先脱灵活侧，再脱不灵活侧
		穿上裤子：护理员取清洁裤子辨别正反面。护理员左手从裤管口套入至裤腰开口，轻握老年人脚踝，右手将裤管向老年人大腿方向提拉。同法穿上另一条裤管。遇老年人一侧肢体不灵活时，应先穿患侧，后穿健侧。护理员两手分别拉住两侧裤腰部分向上提拉至老年人臀部。协助老年人身体左倾，将右侧裤腰部分向上拉至腰部，再协助老年人身体右倾，将裤子左侧部分向上拉至腰部。系好裤带、裤扣
	协助老年人盖好被子。或者协助老年人照镜子，和老年人沟通按照老年人要求进一步修饰衣服，满足老年人精神需求	
整理与记录	观察、询问老年人感受	
	整理用物	
	洗手记录	
注意事项	操作中注意保暖、保护老年人隐私。方法正确（安全、科学、规范、有效、节力、尊重）	
	操作中应遵循先脱近侧后脱远侧，如有外伤，先脱健侧再脱患侧的原则；穿衣服应遵循先穿远侧后穿近侧，或者先穿患侧再穿健侧的原则	
	操作中注意动作轻柔，避免拖、拉、拽。注意保护老年人患侧、患肢	
	操作中注意应用老年人自身力量	
	操作中注意观察老年人反应及沟通交流、解释	

脱、穿裤子等

任务 2 考核

任务评价

学生自评见表 1－14。

表 1－14 学生自评

评价内容		评定				
参与态度	我认真参加每一次课堂活动、对每一次课堂活动保持浓厚的兴趣	A	B	C	D	E
		5	4	3	2	1
	我能积极学习各种相关知识，能主动查阅相关资料	A	B	C	D	E
		8	6	4	2	0
	我能发挥自身的优势，为小组提供必不可少的帮助，努力完成自己承担的任务	A	B	C	D	E
		10	8	6	4	2
协作精神	我能积极配合小组完成各种操作，服从安排	A	B	C	D	E
		10	8	6	4	2
	我能积极地与组内、组间成员相互讨论，能完整、清晰地表达想法，尊重他人的意见和成果	A	B	C	D	E
		10	8	6	4	2
	课堂中，我和大家能互相学习和帮助，促进共同进步	A	B	C	D	E
		5	4	3	2	1
创新和实践	我有浓厚的好奇心和探索欲望	A	B	C	D	E
		8	6	4	2	0
	在小组遇到问题时，我能提出合理的解决方法	A	B	C	D	E
		8	6	4	2	0
	课堂中，我能发挥个性特长，施展才华	A	B	C	D	E
		8	6	4	2	0
能力提高	课堂中，我能运用多种渠道收集信息	A	B	C	D	E
		8	6	4	2	0
	课堂中遇到问题不退缩，并能自己想办法解决	A	B	C	D	E
		10	8	6	4	2
	我与他人交往的能力提高了	A	B	C	D	E
		10	8	6	4	2
满分	100 分	最终得分		学生签字		
总体体会	我的收获：					
	我的感受：					
	我还需要努力的地方：					
教学建议						

学生互评见表 1－15。

表 1－15　学生互评(参照全国养老护理职业技能大赛操作评分标准)

项目	分值	扣分原因	得分	备注
工作准备	10			
沟通解释评估	15			
关键操作技能	50			
健康教育	8			
评价照护效果	5			
对操作者综合评价	12			
打分人		实际得分		
操作建议				

教师评价见表 1－16。

表 1－16　教师评价

<table>
<tr><th>项目</th><th>过程考核</th><th>考核内容</th><th>分值</th><th>扣分原因</th><th>得分</th></tr>
<tr><td>课堂表现</td><td colspan="2">认真听课，积极参与课堂活动，有独立的见解</td><td>10</td><td></td><td></td></tr>
<tr><td rowspan="3">知识</td><td>课前</td><td>预习任务完成情况</td><td>5</td><td></td><td></td></tr>
<tr><td>课中</td><td>重、难点掌握情况</td><td>10</td><td></td><td></td></tr>
<tr><td>课后</td><td>课后作业完成情况</td><td>5</td><td></td><td></td></tr>
<tr><td rowspan="6">能力</td><td>课前</td><td>预习技能探索</td><td>5</td><td></td><td></td></tr>
<tr><td rowspan="4">课中</td><td>技能操作掌握情况</td><td>10</td><td></td><td></td></tr>
<tr><td>小组团结合作情况</td><td>12</td><td></td><td></td></tr>
<tr><td>与老年人沟通能力</td><td>7</td><td></td><td></td></tr>
<tr><td>思维的条理性</td><td>4</td><td></td><td></td></tr>
<tr><td>课后</td><td>能力拓展完成情况、思维的创造性</td><td>10</td><td></td><td></td></tr>
<tr><td rowspan="4">素养</td><td colspan="2">能够尊老、敬老、爱老</td><td>8</td><td></td><td></td></tr>
<tr><td colspan="2">具有人文关怀、安全意识</td><td>6</td><td></td><td></td></tr>
<tr><td colspan="2">对待老年人有爱心、细心和耐心</td><td>4</td><td></td><td></td></tr>
<tr><td colspan="2">能够保护老年人的隐私</td><td>4</td><td></td><td></td></tr>
<tr><td>增值评价</td><td colspan="2">通过学生自我评价、学生互评、企业导师评价探索学生增值评价</td><td>20</td><td></td><td></td></tr>
<tr><td>打分人</td><td colspan="2"></td><td>实际得分</td><td colspan="2"></td></tr>
<tr><td>操作建议</td><td colspan="5"></td></tr>
</table>

企业导师评价见表1－17。

表1－17 企业导师评价

考核指标	考核项目	内容	评定				
知识能力	知识力	充分具备现任职务所要求的基础理论知识和实际业务知识	A	B	C	D	E
工作能力	理解力	能充分理解老年人的要求，干净利落地帮助其完成护理工作，不需要其反复强调	A	B	C	D	E
	判断力	能充分理解老年人的意图，根据其现状，随机应变，恰当处理。是否具有护理员所要求的判断力，能够果断地作出正确决策	A	B	C	D	E
	表达力	具备护理员所要求的表达力，并能进行一般联络及说明工作	A	B	C	D	E
	交涉力	在和企业导师交涉时，是否具备使双方诚服接受同意或达成协商的交涉能力	A	B	C	D	E
工作态度	纪律性	能够遵守企业工作纪律和规章制度，是否做到不迟到、早退及不脱岗等	A	B	C	D	E
	团队精神（协作性）	在工作中，是否考虑别人的处境，是否主动协助企业导师、同学和企业外人员做好工作；是否有意识地促使团队和谐	A	B	C	D	E
	积极性	对分配的任务是否不讲条件，主动积极，尽量多做工作，主动进行改进	A	B	C	D	E
评定标准：A. 非常优秀，理想状态；B. 优秀，满足要求；C. 基本满足要求；D. 略有不足；E. 不能满足要求		分数换算：A. 9～10分，B. 7～8分，C. 5～6分，D. 3～4分，E. 0～2分。最终得分：72～80分为非常优秀，56～64分为优秀，40～48分为合格，32分及以下为不合格	评语				
			考核人签字				

能力拓展

与老年人沟通的技巧

护理员与老年人的关系是养老机构工作的核心人际关系，也是与家属建立良好人际关系的基础，在与老年人进行沟通之前，我们会对老年人进行身心状况评估，选择适合老年人的沟通方式。为了达到良好的沟通效果，往往需要同时采用两种或多种方式的沟通。比如，我们与有听力损伤的老年人进行沟通的时候，可以采用口头语言给老年人进行讲解，老年人听不清楚的地方，我们可以采用书写的方式让老年人看，还可以借助手势、表情、行为礼仪、眼神等多种沟通方式进行互补，除此以外，还要注意以下几点。

一、听的技巧

耐心的倾听可以体现对老年人的尊重和诚恳的态度，并且可以激发老年人的表达欲望，从而获得老年人的信任。有效的倾听应做到：态度诚恳，有同情心；做好笔记，不随便打断老年人的说话；及时地复述、停顿、询问老年人表达的意思，并做好及时的信息反馈，建立良好的相互信任感。

二、说的技巧

沟通过程中多鼓励、恰当地赞美老年人，建立良好的信任感，依据老年人的性格和性别特征、兴趣爱好以及心理需求确定谈话的内容。说话的语速不可过快，吐字清楚，语言表达简洁，必要时予以重复，利于老年人理解和记忆。

三、拒绝老年人的技巧

在与老年人进行沟通中，有时老年人对护理员提出的建议或者要求会让自己觉得很难接受，这时护理员不要急于说“不”，可以在老年人提出建议后，从其角度出发，对其想法表示理解，然后再对其表示理解的基础上予以拒绝。这样的拒绝会使老年人觉得好接受些，也能争取到其对自己的理解。

四、安慰老年人的技巧

护理员理解和接纳老年人的感受，会让老年人心里得到慰藉；沟通时多倾听老年人的真实想法，默默陪伴，适当使用肢体语言（握手、拥抱等）；当老年人陷于情绪或身体痛苦哭泣时，请允许对方哭泣，即使我们有过类似的经验，也无法100%了解别人的感受，但是我们可以多去关怀对方，缓解老年人的不良情绪。

任务3 饮食照护

任务描述

王某，女，75岁，患有糖尿病30年，近期出现视物模糊的现象，生活基本不能自理，需要护理员喂食、喂水。既往进食时有过呛咳与被食物烫伤等现象，并且担心尿量多，常常不想喝水，因此，总会担心、紧张，害怕进食、进水。护理员需要协助王某进青菜粥、进水。

学习目标

一、知识目标

(1)掌握基本饮食的适用范围；熟悉人体需要的营养素。

(2)熟悉老年人进食前、中、后的护理。

二、能力目标

掌握与进食有关的护理技术，能协助老年人进食。

三、素质目标

有慎独的工作态度，操作规范，关心、尊重、爱护老年人。

任务准备

协助老年人进餐的任务准备见表1-18。

表1-18 协助老年人进餐的任务准备

任务准备	具体内容
环境准备	温、湿度适宜，光线明亮，空气清新
护理员准备	服装整洁，洗净双手，戴口罩
老年人准备	明确操作的任务、目的、时间、过程，能配合操作，取舒适体位
物品准备	食物及餐具、餐桌、毛巾、温水、盆、漱口杯、弯盘、记录单、笔等；小水壶或盛装1/3～2/3满温开水的水杯、吸管、汤匙

知识准备

饮食是老年人的基本需求之一，科学的饮食与合理的营养供应在老年人预防疾病和保持健康方面起着重要作用。均衡的饮食及充足的营养也是促进老年人康复的有效手段。

食物是营养的主要来源，营养又是健康的基本保证。人体所需的营养素有蛋白质、脂肪、碳水化合物、矿物质、微量元素、维生素和水七大类。其中，蛋白质、脂肪、碳水化合物被称为产热营养素。

随着年龄的增长，老年人的生理功能出现了一系列改变：机体组织成分改变，具体表现在瘦体组织逐步减少，脂肪组织比例增高，身体水分减少、骨组织中矿物质和骨基质均减少，故易出现肌肉萎缩、体温调节能力下降及骨质疏松；基础代谢率及合成代谢率降低，分解代谢率增加；器官功能下降，消化器官、心血管、肾功能均随着年龄增长而下降；女性绝经后雌激素水平下降，比男性更容易患心血管疾病和骨质疏松症。此外，老年人活动量减少，对能量需要量逐渐减少。

中国营养学会根据老年人的生理特点和营养需求制定了《中国老年人膳食指南》，其具体要求有以下几点。①少量多餐：每餐进食量应少，可增加进食次数。②摄入充足食物：对于高龄、身体虚弱、体重出现明显下降的老年人，正餐摄入量可能有限，应注意在两餐间增加食物的摄入，常换花样。③预防营养缺乏：必要时补充营养强化食品，合理选择高钙、富含维生素 D 的食物，预防骨质疏松；增加富含铁及维生素 C 的食物，预防缺铁性贫血。水果和蔬菜能提供丰富的维生素 C 和叶酸，可促进铁的吸收和红细胞的合成。浓茶与咖啡可干扰食物中铁的吸收，因此，在饭前、饭后 1h 内不宜饮用。④主动足量饮水：主动少量、多次饮水，不应在口渴时才饮水，养成定时和主动饮水的习惯，每天饮水量以 1500～2000mL 为宜，饮水首选白开水，也可选用淡茶水。⑤积极开展户外活动：开展户外活动能更好地接受紫外线照射，有利于体内维生素 D 的合成，一般每天户外锻炼 1 或 2 次，每次 1h 左右，以轻微出汗为宜，注意每次运动要量力而行。⑥延缓肌肉功能衰减：常吃富含优质蛋白的动物性食物，多吃富含不饱和脂肪酸的海产品，增加户外活动，还可以进行抗阻运动，如拉弹力绳、举沙袋等。⑦维持适宜体重：对于成年人来说，体重指数(BMI) $\leqslant 18.5\ kg/m^2$ 是营养不良的判断标准。但是许多研究表明，老年人体重过低可增加营养不良和死亡的风险，因此，原则上建议老年人 BMI 最好不低于 $20.0\ kg/m^2$，最高不超过 $26.9\ kg/m^2$。另外，还需要结合体脂和本人的健康情况综合判断，体重过低或过高都对老年人健康不利。⑧鼓励家人陪伴进餐。

一、饮食种类及烹饪方法

营养需求

（一）饮食种类

受生理特点和疾病的影响，老年人的营养状况因人而异，需要调整食物中某些营养素的比例，以适应不同病情的需要，促进疾病康复。因此，一般将老年人饮食分为基本饮食、治疗饮食和试验饮食三种。

1. 基本饮食

基本饮食是其他饮食的基础，分为普通饮食、软质饮食、半流质饮食、流质饮食四类（表1－19）。

表1－19 基本饮食

饮食类别	适用范围	饮食原则
普通饮食	消化功能正常、无须饮食限制、体温基本正常、病情较轻或疾病恢复期的老年人	营养均衡、美观可口、易消化、无刺激性的食物
软质饮食	消化吸收功能差、低热、咀嚼不便、术后恢复期的老年人	营养均衡，食物以软、烂、碎为原则，易咀嚼、易消化，少油炸、少油腻、少粗纤维及刺激性，如软饭，面条，切碎、煮烂的菜、肉等，注意补充维生素
半流质饮食	消化道疾病，发热，口腔疾病，吞咽、咀嚼困难及手术后的老年人	食物呈半流质状，营养丰富，无刺激性，易咀嚼、吞咽和消化，纤维素少，如面条、馄饨、粥等，宜少食多餐。腹泻等胃肠道功能紊乱者禁食含纤维素和易产气的食物；患痢疾的老年人禁食牛奶、豆浆和过甜的食物
流质饮食	高热、口腔疾病、各种大手术后、急性消化道疾病、病情危重、全身衰竭、进食困难、采用鼻饲管进食的老年人	食物呈液体状，易吞咽、易消化、无刺激性，如乳类、豆浆、米汤、果汁等。因所含热量和营养素不足，故只能短期食用

2. 治疗饮食

治疗饮食是在基本饮食的基础上，适用于高血压、高血脂、冠心病、糖尿病、痛风等疾病的老年人，可根据病情调节营养素的饮食，如高热量饮食、高蛋白饮食、高纤维素饮食、低蛋白饮食、低脂肪饮食、低胆固醇饮食、低盐饮食、无盐后钠饮食、少渣饮食等（表1－20）。

表1－20 治疗饮食

类型	适用对象	饮食原则
高热量饮食	热能消耗较高的老年人，如甲状腺功能亢进症、结核、大面积烧伤、肝炎、胆道疾患、体重不足等老年人	在基本饮食基础上加餐2次，可进食牛奶、豆浆、鸡蛋、藕粉、蛋糕、巧克力及甜食等。总热量约为3000kcal/d
高蛋白饮食	高代谢性疾病，如烧伤、结核、恶性肿瘤、贫血、甲状腺功能亢进症、大手术后、低蛋白血症等老年人	在基本饮食基础上增加高蛋白质食物，尤其是优质蛋白。供给量为1.5～2.0(kg·d)，总量不超过120g/d。总热量为2500～3000kcal/d
高纤维素饮食	便秘、肥胖症、高脂血症、糖尿病等老年人	饮食中应富含食物纤维，如韭菜、芹菜、卷心菜、粗粮、豆类、竹笋等

续表

类型	适用对象	饮食原则
低蛋白饮食	限制蛋白质摄入的老年人,如急性肾炎、尿毒症、肝昏迷等老年人	应多补充蔬菜和含糖高的食物,以维持正常热量。食物中蛋白质含量应不超过40g/d,视病情可减至20～30g/d。肾功能不全老年人应摄入动物性蛋白,忌用豆制品。肝昏迷老年人应以植物性蛋白为主
低脂肪饮食	肝、胆、胰疾病,高脂血症,动脉硬化,冠心病,肥胖症及腹泻等老年人	饮食清淡、少油,禁食肥肉、蛋黄、动物脑等;高脂血症及动脉硬化老年人不必限制植物油(椰子油除外);脂肪含量应少于50g/d,肝、胆、胰病老年人少于40g/d,尤其应限制动物脂肪的摄入
低胆固醇饮食	高胆固醇血症、高脂血症、动脉硬化、高血压、冠心病等老年人	胆固醇摄入量少于300mg/d,禁食或少食胆固醇含量高的食物,如动物内脏、脑、鱼子、蛋食黄、肥肉、动物油等
低盐饮食	心脏病,急、慢性肾炎,肝硬化腹水,重度高血压但水肿较轻的老年人	每日食盐量<2g,不包括食物内自然存在的氯化钠。禁食腌制食品,如咸菜、皮蛋、火腿、香肠、咸肉、虾米等
无盐低钠饮食	同低盐饮食,但一般用于水肿较重的老年人	除食物内自然存在的钠量外,不放食盐烹调,饮食中含钠量<0.7g/d;低钠饮食需控制摄入食物中自然存在的钠量,一般应<0.5g/d;禁食腌制食品、含钠食物和药物,如油条、挂面、汽水、碳酸氢钠药物等
少渣饮食	伤寒、痢疾、腹泻、肠炎、胃底食管静脉曲张、咽喉部及消化道手术的老年人	少食富含纤维素的食物,不食刺激性大的调味品及坚硬、带碎骨的食物;患肠道疾病的老年人少食油脂。食物应切碎煮烂,蔬菜做成糊状

3.试验饮食

试验饮食是指在特定的时间内,通过对饮食内容的调整,来协助诊断疾病和确保实验室检查结果正确的一种饮食。试验饮食是为配合临床检验而设定的,需要在医护人员指导下进行。常见的老年人试验饮食有以下几种。

(1)肌酐试验饮食:适用于协助检查,测定肾小球的滤过功能。饮食原则及用法:试验期为3d,试验期间禁食肉类、禽类、鱼类,忌饮茶和咖啡,全天主食在300g以内,限制蛋白质的摄入

(蛋白质供给量小于 40g/d),以排除外源性肌酐的影响。蔬菜、水果、植物油不限,热量不足时可添加藕粉或含糖的点心等,第 3 天测内生肌酐清除率及血肌酐含量。

(2)尿浓缩功能试验饮食:适用于检查肾小管的浓缩功能。饮食原则及用法:试验期为1d,控制全天饮食中的水分总量在 500～600mL,可进食含水分少的食物,如米饭、面包、馒头、土豆等,烹调时尽量不加水或少加水,避免食用过甜、过咸或含水量高的食物,蛋白质供给量为1g/(kg·d)。

(3)甲状腺^{131}I试验饮食:适用于协助测定甲状腺功能。饮食原则及用法:试验期为 14d,试验期间禁食含碘的食物,如海带、海蜇、紫菜、海参、虾、鱼、加碘食盐等;禁用碘做局部消毒;14d后做^{131}I功能测定。

(4)胆囊 B 超检查饮食:适用于需要通过 B 超检查有无胆囊、胆管、肝胆管疾病。饮食原则及用法:检查前 3d,最好禁食牛奶、豆制品、糖类等易发酵产气的食物,检查前 1d 晚上应进食无脂肪、低蛋白、高碳水化合物的清淡饮食。检查当日早晨禁食,若胆囊显影良好,还需要了解胆囊收缩功能,则在第 1 次 B 超检查后,进食高脂肪餐(如油煎荷包蛋 2 个或高脂肪的方便餐),脂肪含量为 25～50g,30～45min 后第 2 次 B 超检查观察,若效果不明显,可再等 30～45min 后再次检查。

(5)葡萄糖耐量试验饮食:适用于糖尿病的诊断。饮食原则及用法:试验前使用碳水化合物≥300g的饮食共 3d,同时停用一切能升降血糖的药物。试验前晚餐后禁食 10～12h,直至第 2 天早晨,试验日晨间采血后将葡萄糖 75g 溶于 300mL 水中,顿服糖水后 0.5h、1h、2h 和 3h 分别采血测定血糖值。

(二)老年人食品烹饪的基本方法

1. 老年人食物分类

为了保证机体营养的供给,需要将普通食物进行细加工,以便于老年人吞咽,比较好的方法是提供烂、黏稠、没有骨刺的高营养食物,食物加工程度介于液体和固体之间,具体如下。

(1)碎状饮食:将食物加工成细小的颗粒状,有骨头的肉类食物先将骨头剔除再加工,加工过程中注意将小骨渣处理干净,避免出现卡伤的风险。

(2)糊状饮食:根据营养配比,按照比例将食物放于破壁机内搅拌成嫩滑糊状,去除颗粒状食物。糊状食物便于消化,为了促进老年人多进食糊状食物,以增强营养,制作膳食的时候,应该优先选择老年人喜欢的、多样化的食材,再根据老年人的口味进行调味,也可以借助模具制作成各种形状,以刺激食欲。还可以根据老年人机体营养需求,早晚选择配方米糊、黑芝麻糊或藕粉等。

(3)流质饮食:如牛奶、豆浆、米汤、藕粉等,其特点是食物来源丰富、价格低,鼻饲饮食中普遍采用。老年人身体功能较正常人身体功能差,消化、吸收功能也在逐渐下降,正常的食物到达胃内后无法进行消化，可加重胃部负担，而流质食物在保证营养的基础上便于消化、吸收。因流质饮食消化快，故一般按照每2～3h进食一次，每次进食量约为200mL。

2. 老年人食品烹调的注意事项

(1)主食的合理烹调：淘米时不要用力搓洗；煮饭时尽量不丢弃米汤；)熬粥和制作面食时不要加碱；日常膳食宜粗细搭配，吃些粗粮、杂粮。

(2)蔬菜的合理烹调：应先洗后切，切好后要尽快烹调；炒菜时宜用急火快炒，现做现吃，避免重复加热；有些蔬菜洗干净后可生吃；用铁锅，避免使用铜制炊具；扁豆要炒熟，变色后再烧几分钟才能吃。

(3)肉、禽、水产的合理烹调：冷冻的肉、禽、鱼烹调前最好自然解冻，以减少营养素的丢失；烹调时用淀粉勾芡可保留较多的营养素成分，且肉质较鲜嫩；煎、炸食品要控制油温，不吃烧焦的食物；烹调时要彻底加热，防止外熟里生或过分贪图生嫩；加工生、熟食品的工具或容器要严格分开使用，不能混用，以防止发生交叉污染。

二、要素饮食

(一)概念

要素饮食是一种化学组成明确的精制食品，含有人体所必需的易于消化、吸收的营养成分，与水混合后可以形成溶液或较为稳定的悬浮液，无须经过消化液作用也可直接被肠道吸收和利用，为人体提供热能及营养。其成分主要为游离氨基酸、蛋白质水解物、葡萄糖、麦芽糊精、必需脂肪酸、脂溶性维生素、无机盐、电解质及微量元素等，是人体正常的生理营养需要，能改善机体营养状况，增强机体抵抗力，促进康复。要素饮食分为营养治疗用要素饮食和特殊治疗用要素饮食两大类。

(二)目的

(1)用于临床营养治疗。

(2)促进危重老年人能量及氨基酸等营养素的摄入。

(3)促进伤口愈合。

(4)改善老年人的营养状态。

(三)适用对象

(1)严重烧伤及创伤等超高代谢病老年人。

(2)有消化道瘘的老年人。

(3)手术前后需营养支持的老年人。

(4)非感染性严重腹泻的老年人。

(5)消化吸收不良的老年人。

(6)营养不良的老年人。

(四)饮食原则及用法

(1)饮食原则:①每一种要素饮食的具体营养成分、浓度、用量、滴入速度,应根据老年人的具体病情,由临床医师、责任护士和营养师共同商议而定;②应用原则一般是由低、少、慢开始,逐渐增加,待老年人耐受后,再稳定配餐标准、用量和速度;③配制要素饮食时,应严格执行无菌操作原则,所有配制用具均需消毒、灭菌后使用。

(2)用法:根据病情需要及对营养素的需求,供给适宜浓度和剂量的要素饮食,可经口服、鼻饲、经胃或空肠造瘘口滴入。供给方法有以下3种。①分次注入:将要素饮食用注食器通过鼻导管注入胃内,每日4~6次,每次250~400mL,适用于危重老年人,经鼻饲管或造瘘管行胃内喂养。该方法操作方便、费用低廉,但易引起恶心、呕吐、腹胀、腹泻等胃肠道反应。②间歇滴注:将要素饮食放入带盖吊瓶内,经输注管缓慢注入,每日4~6次,每次400~500mL,每次输注持续时间30~60min。③连续滴注:装置与间歇滴注相同,在12~24h内持续滴入,速度由40~60滴/分逐渐递增至120mL/h,最高可达150mL/h,输液泵保持恒定滴速,温度应在38~42℃,适用于经空肠喂养的老年人。

(五)并发症

(1)机械性并发症:鼻咽部合食管黏膜损伤、管道阻塞。

(2)感染性并发症:吸入性肺炎,急性腹膜炎。

(3)胃肠道并发症。

(4)代谢性并发症:高血糖或水、电解质紊乱。

(六)注意事项

(1)已配制好的溶液应放在4℃以下的冰箱内保存,防止被细菌污染。配制好的要素饮食应于24h内用完,以防止放置时间过长而变质。

(2)要素饮食不能用高温蒸煮,但可适当加温,其口服温度一般为37℃左右,鼻饲及经造瘘口注入时的温度宜为41~42℃,可置一热水袋于输液管远端,保持温度,以防止发生腹泻、腹痛、腹胀。

(3)要素饮食滴注前后都需用温开水或生理盐水冲净管腔,以防食物滞留管腔而腐败变质。

(4)滴注过程中经常巡视老年人,如出现恶心、呕吐、腹胀、腹泻等症状,应及时查明原因,按需要调整速度、温度。反应严重者可暂停滴入。

(5)应用要素饮食期间需定期记录体重,并观察尿量、大便次数及性状,检查血糖、尿糖、血尿素氮、电解质、肝功能等指标，做好营养评估。

(6)停用要素饮食时需逐渐减量，骤停易引起低血糖反应。

(7)护理员要加强与医护人员和营养师的联系，及时调整饮食，处理不良反应或并发症。

(8)消化道瘘和短肠综合征老年人宜先采用几天全胃肠外营养，然后逐渐过渡到要素饮食。患糖尿病和胰腺疾病老年人应慎用。

三、营养评估

营养评估是正确为老年人实施饮食护理的基础。护理员通过评估影响老年人饮食与营养的因素，以及对老年人身体、饮食和实验室检查结果的评估，准确判断老年人的营养状况，发现现存或潜在的营养问题，选择合理的饮食治疗方案，为老年人的康复打下基础。

（一）影响饮食与营养的因素

影响饮食与营养的因素主要有生理因素、病理因素、心理因素及社会因素。护理员应了解这些影响因素，并根据老年人的具体情况，制订切实可行的饮食护理计划，保证老年人的营养需求。

1. 生理因素

(1)年龄：不同的年龄阶段具有不同的生理特点。另外，每个人也有不同的食物喜好。因此，个体对食物量和特殊营养素的需求就不同。老年人新陈代谢减慢，每日所需热量相应减少，但对钙的需求却增加，蛋白质也不能少。此外，胃肠功能、咀嚼功能减弱，味觉改变等因素也可影响老年人对营养素的摄取。

(2)活动量：活动量不同，热量的消耗就不同，因此，对营养素和食物的需求也不同。一般来说，活动量大的人每天所需的热量和营养素大于活动量小的人。

(3)身高和体重：相对而言，身材高大、体格强壮的人对营养的需求量较高。

2. 病理因素

许多疾病可影响老年人对食物及营养素的摄取、消化、吸收及代谢。疾病本身可给人带来焦虑、恐惧、痛苦等不良的情绪反应及疼痛等不适，进而会影响食欲。口腔、胃肠道疾病则可直接影响食物的摄取、消化和吸收。当患有超高代谢性疾病，如甲状腺功能亢进症、严重烧伤、发热等及慢性消耗性疾病(如结核)等，机体所需营养素的量就有所增加。若疾病造成老年人自尿液、血液或引流液中流失大量的蛋白质、电解质等，应及时增加营养的供给。

3. 药物因素

老年人在药物治疗过程中会影响其饮食和营养供给。有些药物可促进或抑制食欲，影响消化、吸收功能，如类固醇类、胰岛素等药物可增进食欲，而非肠溶性红霉素等可降低食欲；有些药物可影响营养素的吸收，如长期服用苯妥英钠可干扰叶酸和维生素 C 的吸收。

4. 食物因素

有些人对某些食物会发生过敏反应，如进食牛奶、海产品、芒果等食物后，可出现荨麻疹、腹泻甚至哮喘等过敏现象，从而影响营养素的摄取与吸收。

5. 心理因素

一般情况下，焦虑、烦躁、紧张、恐惧、悲伤等不良情绪均可引起交感神经兴奋，从而抑制胃肠蠕动及消化液的分泌，使老年人食欲降低，甚至厌食；而轻松愉快的心情则可增进食欲。此外，进食的环境、餐具，食物的色、香、味等都可影响人的心理状态，进而影响食欲。

6. 社会因素

(1)经济状况：可直接影响老年人对食物种类的选择及对食物的购买力，从而影响老年人的营养状况。经济状况良好，可满足对饮食的需求，但也增加了营养过剩的可能性；经济状况不良，则会影响饮食的质量，容易发生营养不良等问题。

(2)饮食环境：进餐时周围环境的好坏，食具的洁净与否等都可影响老年人对食物的选择和摄入。

(3)饮食习惯：往往受文化背景、宗教信仰、地理位置、生活方式、社会背景等因素的影响。不同的地域、不同的饮食文化及特点有着不同的饮食习惯，主要表现在食物选择、烹饪方式、饮食嗜好、进食方式及进食时间等各方面。这些因素影响着营养素的摄取和吸收，甚至还可引发疾病。我国素有“东酸西辣，南甜北咸”的饮食特色，东北地区居民喜食腌制的酸菜，其中亚硝胺类物质含量较高，易导致消化系统肿瘤。现代快节奏、高效率的生活方式，使进食快餐、速冻食品的人也越来越多；另外，进餐时间的无规律性、暴饮暴食、烟酒嗜好等都会不同程度地影响人的健康。

(4)营养知识：正确理解和掌握基本的营养知识，有助于老年人培养良好的饮食习惯。合理地选择食物，均衡饮食和营养；反之，如果缺乏基本的营养知识，在食物的选择和营养素的摄入中容易产生误区，从而产生不同程度的营养失调。

（二）身体状况评估

1. 身高和体重

身高和体重是综合反映人体生长、发育及营养状况的重要指标之一。因此，可通过测量身高和体重并与正常值进行比较来了解老年人的营养状况。一般通过计算所测得的实际体重与标准体重的差值除以标准体重值所得的百分数来反映营养状况，公式为：

$$\frac{\text{实际体重}-\text{标准体重}}{\text{标准体重}}\times 100\%$$

百分数在±10%之内为正常体重，百分数增加10%～20%营养状况为超重，百分数超过

20%则为肥胖；百分数减少10%～20%为消瘦，百分数低于20%为明显消瘦。

我国常用的标准体重计算公式如下。

男性：标准体重(kg)＝身高(cm)－105。

女性：标准体重(kg)＝身高(cm)－105－2.5。

此外，还可用体重指数(BMI)来衡量个体的体重是否正常，其公式如下。

$$BMI = 体重(kg)/[身高(m)]^2$$

BMI＜18.5kg/m^2 为消瘦；18.5kg/m^2 ≤BMI≤24kg/m^2 为正常值；BMI＞24kg/m^2 为超重。

2. 皮褶厚度

皮褶厚度也称皮下脂肪厚度，可反映人体脂肪的含量，对判断消瘦或肥胖有重要意义。世界卫生组织推荐的常用测量部位如下：①肱三头肌，即左上臂背侧中点上2cm处；②左肩肩胛下角下方2cm处；③腹部，即距脐左侧1cm处。其中最常用的测量部位是肱三头肌，其正常参考值为：男性12.5mm，女性16.5mm。测量时选用准确的皮褶计，测量3次后取平均值，将此数据与正常参考值相比较，比正常参考值低35%～40%的为重度消瘦，低25%～34%的为中度消瘦，低24%以下的为轻度消瘦。

3. 上臂围

上臂围是测量上臂中点位置的周长，可反映肌蛋白贮存和消耗程度，是快速而简便地评估老年人营养状况的指标。我国男性上臂围平均为27.5cm。测量值与标准值之比在90%以上为营养正常，80%～90%为轻度营养不良，60%～80%为中度营养不良，低于60%为严重营养不良。

4. 身体表象

通过对老年人的外貌、毛发、面色、皮肤、肌肉和骨骼、指甲等方面的观察，可评估老年人的营养状况(表1-21)。

表1-21 营养不良与营养良好的身体表象

观察项目	营养良好	营养不良
外貌	发育良好，精神有活力	消瘦、发育不良、缺乏兴趣、倦怠、疲劳
毛发	浓密、有光泽	缺乏光泽、干燥、稀疏、易掉落
面色	滋润、平滑、无肿胀	暗淡、无光泽、弹性差、肿胀
皮肤	有光泽、弹性好	干燥、弹性差、肤色过浅或过深
肌肉和骨骼	肌肉结实、有弹性，皮下脂肪丰满，骨骼无畸形	肌肉松弛无力，皮下脂肪薄，肋间隙、锁骨上窝凹陷，肩胛骨、髂骨嶙峋突出
指甲	粉色、坚实	粗糙、无光泽、易断裂

（三）饮食状况的评估

1. 一般饮食状态

（1）用餐时间：两餐之间间隔时间过长或过短，都会影响老年人胃肠道的消化、吸收功能。此外，用餐时间过短会使食物不能得到充分的咀嚼，从而影响食物的消化、吸收。

（2）食物种类及摄入量：食物的种类不同，其所含的营养素也不同。评估时应注意评估老年人摄入食物的种类、数量及营养素比例是否合适，是否易被人体所消化、吸收。

（3）其他：注意评估老年人的饮食是否规律，是否服用药物、补品等，并注意其种类、剂量、服用时间，以及有无食物过敏史、特殊喜好等。

2. 食欲

观察老年人进食时的状态，判断食欲有无改变，并注意查找和分析原因。

3. 其他

观察老年人是否有烟酒嗜好，是否存在影响进食的因素，如咀嚼不便或患口腔疾病等。

（四）实验室检查

生化检验结果是评价人体营养状况的客观指标。临床上主要通过对体内各种营养素水平的测定来发现亚临床营养不良。生化指标检测常用的方法包括血、尿、粪常规检查，血清蛋白、血清转铁蛋白、血脂、血清钙等的测定等。

四、饮食护理

在评估老年人营养状况的基础上，结合老年人自身疾病的特点，护理员应制订并实施相应的饮食护理计划，做好老年人的饮食护理，帮助其摄入足量、合理的营养素，促进或者维持其健康。

（一）老年人进食前的护理

1. 环境准备

良好的进食环境可使老年人心情舒畅，增进食欲。老年人进食环境以整洁、安静、舒适、空气清新为原则。

（1）进食前暂停非紧急的检查、治疗及护理工作。

（2）整理床单位及床旁用物，去除一切不良异味及不良视觉印象。如饭前半小时开窗通风，以帮助老年人排大、小便并及时移去便器等。

(3)居室内如有危重或呻吟的老年人，应拉上床帘或用屏风遮挡，以免对他人造成不良影响。

(4)鼓励同居室老年人共同进餐，有条件者可到餐厅集中进餐，以便于老年人相互交流，增进食欲。

2. 老年人准备

进食前老年人感觉舒适会促进食欲，因此，护理员应协助老年人做好进食前的准备。

(1)尽量减少或去除各种不舒适的因素，对高热老年人可采取降温措施适当降温；对疼痛老年人可采取镇痛措施减轻疼痛；对有敷料包扎固定者，检查其松紧度，必要时做适当调整；对因长期卧床而致疲劳者，帮助其更换卧位或按摩相应的受压部位。

(2)督促或协助老年人洗手及清洁口腔，帮助重症老年人做好口腔护理，以增进食欲。

(3)根据老年人的自理程度及病情，协助其采取舒适的进食姿势。如病情许可，可协助老年人下床就餐；对下床不便者，可协助其采取坐位或半坐卧位，将床头摇高30°～45°，将靠垫或软枕垫于老年人后背及膝下，保证坐位稳定舒适，床上放置清洁的跨床小桌；对卧床者，可将床头摇高30°，安置侧卧位或仰卧位，将头偏向一侧，在肩背部垫软枕或楔形垫，给予适当的支托。

(4)必要时，可将治疗巾或餐巾围于老年人胸前，避免污染衣服、床单位，做好进餐前准备。

(5)减轻老年人不良心理状态对进食的影响，对焦虑、抑郁者，给予适当的心理指导；条件许可时，可安排家属陪伴其进食。

（二）老年人进食中的护理

1. 及时分发食物

护理员着装整洁，洗净双手，戴口罩，根据老年人身体需求，协助配餐员及时、准确地将饭菜分发给每位老年人。对禁食者，应告知其原因，并在床旁挂上标记，同时做好交班。

2. 督促并协助老年人进食

(1)在老年人就餐期间，护理员应加强巡视、观察，鼓励老年人进食。询问老年人对饮食方面的意见和建议，及时反馈给营养室，以提高饭菜质量。家属送来的饭菜需经护理员检查，符合饮食原则方可食用，必要时可提供加热服务。

(2)对能自行进食者，应鼓励其自行进食，必要时，护理员可提供相应的帮助，如传递食物和餐具等；对不能自行进食者，护理员应根据老年人的进食习惯，给予耐心喂食。喂食的量要合适，一般用汤匙盛1/3满的食物；温度适宜，避免过热、过冷；速度适中，便于咀嚼和吞咽，不要催促老年人；进食顺序要合理，固体和液体食物交替喂食，流质饮食可用吸管吸吮。

(3)对双目失明或眼睛被遮盖的老年人，除了遵守上述喂食要求外，应告知食物的具体名称，以增加其进食兴趣，刺激食欲。如老年人喜欢自己进食，可按照时钟平面图放置食物(图1－1)，并告知方向、位置、名称，以利于老年人自行进食。

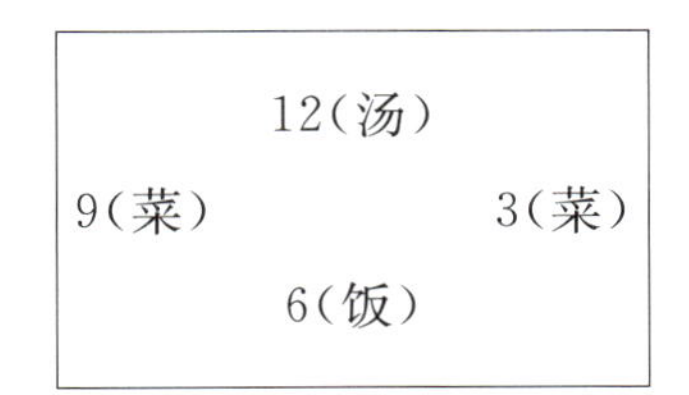

图 1-1 失明老年人食物摆放平面示意图

(4)对需要增加饮水量的老年人，应向其说明大量饮水的目的及重要性。督促老年人在白天饮用日饮水量的3/4，避免夜间大量饮水、增加排尿次数而影响睡眠。对限制饮水老年人，应向其及家属解释限制饮水的目的及重要性，以取得的配合。若老年人口干，可用湿棉球湿润口唇或用滴水的方式湿润口腔黏膜；口渴严重者如病情许可，可采用口含冰块、酸梅等方式刺激唾液分泌止渴。

3. 特殊情况处理

进食过程中应加强巡视，及时处理进食中的特殊问题。如老年人出现恶心，应嘱咐其暂停进食，并做深呼吸，以缓解症状；如发生呕吐、溢食，应及时托住老年人额头，提供盛装呕吐物的容器，使其头偏向一侧，尽快清理呕吐物，协助其漱口或给予口腔护理。对暂时不想进食的老年人，应将食物妥善保存，待需要进食时先给予加热，再送给其食用。

（三）老年人进食后的护理

1. 清洁整理

及时撤去餐具，清理食物残渣，整理床单位，帮助老年人清洗双手、漱口或刷牙，以确保老年人用餐后的清洁和舒适。

2. 评价记录

根据需要做好进食记录，包括食物的种类、量及老年人进食前后的反应等，以评估老年人的饮食是否达到营养需求。

3. 按需交班

对暂时禁食、延缓进食或出现特殊情况的老年人，应做好交班及标记。

（四）进水帮助

老年人由于机体老化，心、肾功能下降，机体调节功能降低，容易发生脱水。另外，老年人由于担心尿多而不愿喝水，更容易发生缺水或脱水。因此，护理员要关注老年人水的摄入情况，经常向老年人解释喝水的重要性，督促、鼓励老年人少量多次饮水，以满足生理活动需要。适合老年人饮用的有白开水、豆浆、酸奶、鲜榨果汁等。

(1)白开水：对老年人来说，白开水不仅能稀释血液，降低血液黏稠度，促进血液循环，还能降低血栓发生风险，预防心脑血管疾病，最适宜老年人补充水分。

(2)豆浆：豆浆中含有大量纤维素，能有效阻止糖的过量吸收，降低血糖水平。豆浆中所含的豆固醇和钾、镁是有效的抗钠盐物质。

(3)酸奶：易被人体消化、吸收，具有促进胃液分泌、增强消化功能的作用。

(4)鲜榨果汁：老年人适当喝少量鲜榨果汁可以促进消化、润滑肠道、弥补膳食中营养成分的不足。

（五）老年人进水的观察

1. 补水总量

老年人每日饮水量为2000～2500mL(不包括食物中的含水量)，平均以1500mL为宜。

2. 补水温度

水温以温热不烫嘴为宜，不宜过凉或过热。

3. 补水时间

根据老年人自身情况，指导其白天摄取足够的水分，晚上7点后应控制饮水，少饮咖啡、茶水，以免因夜尿增多而影响睡眠。

（六）饮水的注意事项

(1)开水一定要晾温、晾凉后再递交到老年人手中或进行喂水，以防止发生烫伤。

(2)对能够自己饮水的老年人，鼓励其手持水杯或借助吸管饮水，叮嘱其饮水时身体坐直或稍前倾，小口饮用，以免呛咳。出现呛咳时，应稍事休息后再饮用。

(3)老年人饮水后不能平卧。饮水过程宜慢，以防止因反流而发生呛咳、误吸。

(4)对不能自理的老年人每日分次、定时喂水。

任务实施

素质拓展

协助老年人进食的任务实施见表1－22。

表 1－22 协助老年人进食的任务实施

任务实施	具体要求
沟通与评估	携用物进入房间，核对信息
	向老年人解释操作的任务、目的、时间、过程及配合方法，使其做好身心准备
	评估老年人的意识、心理状态、活动能力及配合度
实施	将已准备好的食物盛入老年人的餐具中，并摆放在餐桌上
	用腕部内侧触及碗壁，感受并估计食物的温热程度
	用汤匙喂食时，每口食物量以汤匙的 1/3 为宜
	看到老年人完全咽下后，再喂下一口
	协助老年人进餐后漱口，并用毛巾擦干口角的水渍
整理与记录	观察、询问老年人感受
	整理餐桌，使用流动水清洁餐具，必要时进行消毒
	洗手、记录
注意事项	操作过程中注意借助老年人的自身力量，上身坐直并稍向前倾，头稍向下垂，叮嘱老年人细嚼慢咽，不要边讲话边进食，以免发生呛咳
	操作过程中注意观察老年人反应，老年人原有病情加重或突发其他意外时，应立即停止进食，报告上级护理员，并积极配合进行相关处理。发生呛咳时，应立即停止喂食或喂水，轻拍背部，休息片刻
	对咀嚼或者吞咽有困难的老年人，可将食物打碎成糊状，再协助进食
	进餐后不宜立即平卧，保持进餐体位 30min 后，再卧床休息，以防食物反流

协助老年人进水的任务实施见表 1－23。

表 1－23 协助老年人进水的任务实施

任务实施	具体要求
沟通与评估	携用物进入房间，核对信息
	向老年人解释操作的任务、目的、时间、过程及配合方法，使其做好身心准备
	评估老年人的意识、心理状态、活动能力、吞咽能力、配合度。根据情况，饮水时取坐位或半坐位

续表

<table>
<tr><th>任务实施</th><th colspan="2">具体要求</th></tr>
<tr><td rowspan="11">实施</td><td rowspan="3">自理老年人饮水</td><td>协助老年人取坐位，叮嘱其饮水时身体坐直，先感知温度，小口饮用</td></tr>
<tr><td>将水杯递到老年人手中，确认其拿稳水杯，看护其直接饮水或借助吸管饮水</td></tr>
<tr><td>老年人出现呛咳时，应稍事休息后再饮用</td></tr>
<tr><td rowspan="4">用吸管饮水</td><td>用手腕内侧触及杯壁，以感受水的温热程度</td></tr>
<tr><td>协助老年人取半坐位，手持水杯，将吸管上端放入老年人口中，提醒老人先少吸一小口，感知温度</td></tr>
<tr><td>叮嘱老年人吸水时不要用力过猛</td></tr>
<tr><td>确保吸管末端在杯中水面以下</td></tr>
<tr><td rowspan="4">用汤匙喂水</td><td>用手腕内侧触及杯壁，以感受水温热程度</td></tr>
<tr><td>手持汤匙，汤水为汤匙的 1/2～2/3 满</td></tr>
<tr><td>靠近老年人唇口时，紧贴唇沿，缓慢抬手，让老年人嘟嘴吸吮</td></tr>
<tr><td>确认老年人下咽后，再喂下一汤匙</td></tr>
<tr><td rowspan="3">整理与记录</td><td colspan="2">将水杯或小水壶放回原处。用小毛巾擦干老年人口角的水渍</td></tr>
<tr><td colspan="2">叮嘱老年人保持体位 30min 后再躺下休息，为卧床老年人整理床单位</td></tr>
<tr><td colspan="2">洗手，记录饮水量及饮水过程有无呛咳发生</td></tr>
<tr><td rowspan="3">注意事项</td><td colspan="2">进水前用手腕内侧触碰杯壁，以检查水的温度。确认水温适宜后，再递交到老年人手中或进行喂水，防止发生烫伤</td></tr>
<tr><td colspan="2">老年人饮水后不可立即平卧，防止因反流而发生呛咳或误吸</td></tr>
<tr><td colspan="2">不能自理的老年人，应每日分次、定时吸水</td></tr>
</table>

任务评价

摆放轮椅坐位和协助进食进水

任务3考核

学生自评见表1-24。

表1-24 学生自评

评价内容		评定				
参与态度	我认真参加每一次课堂活动、对每一次课堂活动保持浓厚的兴趣	A	B	C	D	E
		5	4	3	2	1
	我能积极学习各种相关知识，能主动查阅相关资料	A	B	C	D	E
		8	6	4	2	0
	我能发挥自身的优势，为小组提供必不可少的帮助，努力完成自己承担的任务	A	B	C	D	E
		10	8	6	4	2
协作精神	我能积极配合小组完成各种操作，服从安排	A	B	C	D	E
		10	8	6	4	2
	我能积极地与组内、组间成员相互讨论，能完整、清晰地表达想法，尊重他人的意见和成果	A	B	C	D	E
		10	8	6	4	2
	课堂中，我和大家能互相学习和帮助，促进共同进步	A	B	C	D	E
		5	4	3	2	1
创新和实践	我有浓厚的好奇心和探索欲望	A	B	C	D	E
		8	6	4	2	0
	在小组遇到问题时，我能提出合理的解决方法	A	B	C	D	E
		8	6	4	2	0
	课堂中，我能发挥个性特长，施展才华	A	B	C	D	E
		8	6	4	2	0
能力提高	课堂中，我能运用多种渠道收集信息	A	B	C	D	E
		8	6	4	2	0
	课堂中遇到问题不退缩，并能自己想办法解决	A	B	C	D	E
		10	8	6	4	2
	我与他人交往的能力提高了	A	B	C	D	E
		10	8	6	4	2
满分	100分	最终得分		学生签字		
总体体会	我的收获：					
	我的感受：					
	我还需要努力的地方：					
教学建议						

学生互评见表 1 - 25。

表 1 - 25 学生互评(参照全国养老护理职业技能大赛操作评分标准)

项目	分值	扣分原因	得分	备注
工作准备	10			
沟通解释评估	15			
关键操作技能	50			
健康教育	8			
评价照护效果	5			
对操作者综合评价	12			
打分人		实际得分		
操作建议				

教师评价见表1-26。

表1-26 教师评价

项目	过程考核	考核内容	分值	扣分原因	得分
课堂表现	认真听课，积极参与课堂活动，有独立的见解		10		
知识	课前	预习任务完成情况	5		
	课中	重、难点掌握情况	10		
	课后	课后作业完成情况	5		
能力	课前	预习技能探索	5		
	课中	技能操作掌握情况	10		
		小组团结合作情况	12		
		与老年人沟通能力	7		
		思维的条理性	4		
	课后	能力拓展完成情况、思维的创造性	10		
素养	能够尊老、敬老、爱老		8		
	具有人文关怀、安全意识		6		
	对待老年人有爱心、细心和耐心		4		
	能够保护老年人的隐私		4		
增值评价	通过学生自我评价、学生互评、企业导师评价探索学生增值评价		20		
打分人			实际得分		
操作建议					

企业导师评价见表 1－27。

表 1－27　企业导师评价

考核指标	考核项目	内容	评定				
知识能力	知识力	充分具备现任职务所要求的基础理论知识和实际业务知识	A	B	C	D	E
工作能力	理解力	能充分理解老年人的要求，干净利落地帮助其完成护理工作，不需要其反复强调	A	B	C	D	E
	判断力	能充分理解老年人的意图，根据其现状，随机应变，恰当处理。是否具有护理员所要求的判断力，能够果断地作出正确决策	A	B	C	D	E
	表达力	具备护理员所要求的表达力，并能进行一般联络及说明工作	A	B	C	D	E
	交涉力	在和企业导师交涉时，是否具备使双方诚服接受同意或达成协商的交涉能力	A	B	C	D	E
工作态度	纪律性	能够遵守企业工作纪律和规章制度，是否做到不迟到、早退及不脱岗等	A	B	C	D	E
	团队精神（协作性）	在工作中，是否考虑别人的处境，是否主动协助企业导师、同学和企业外人员做好工作；是否有意识地促使团队和谐	A	B	C	D	E
	积极性	对分配的任务是否不讲条件，主动积极，尽量多做工作，主动进行改进	A	B	C	D	E
评定标准：A. 非常优秀，理想状态；B. 优秀，满足要求；C. 基本满足要求；D. 略有不足；E. 不能满足要求		分数换算：A. 9～10 分，B. 7～8 分，C. 5～6 分，D. 3～4 分，E. 0～2 分。最终得分：72～80 分为非常优秀，56～64 分为优秀，40～48 分为合格，32 分及以下为不合格	评语				
			考核人签字				

任务4 排泄照护

任务描述

王某，男，59岁，10余年来，排便较困难、费力，排便时间延长，大便秘结，若饮食稍不当，则需要用通便药方可排便，未规范治疗。近10d来，上述症状逐渐加重，3～5d内均无便意，排便困难。遵医嘱护理员需为王某用开塞露通便。

学习目标

一、知识目标

掌握便秘的概念、临床表现；掌握开塞露的作用机理、适应证及使用时机；掌握人工取便的概念、适应证及目的；掌握尿失禁的概念及类型；掌握老年人正常尿液和异常尿液的区别；掌握留置导尿老年人尿液观察要求。

二、能力目标

掌握使用开塞露的操作步骤及注意事项；掌握人工取便的操作步骤及注意事项；熟悉其他协助老年人排便方法的操作步骤；熟悉留置导尿老年人更换尿袋的操作步骤及注意事项。

三、素质目标

尊重、关心老年人，有较强的人际沟通能力。

任务4.1 便秘老年人的照护

任务准备

协助老年人排便的任务准备见表1-28。

表1-28 协助老年人排便的任务准备

任务准备	具体内容
环境准备	温、湿度适宜，光线明亮，空气清新，关闭门窗
护理员准备	服装整洁，洗净双手，戴口罩
老年人准备	明确操作任务、目的、时间、操作过程，能配合操作，取舒适体位
用物准备	开塞露1支、剪刀、卫生纸、便盆、一次性尿垫、一次性手套、橡胶布（或一次性尿垫）、润滑油（肥皂液或开塞露）、记录单、笔等

知识准备

一、排便的生理解剖

人体参与排便运动的重要器官是大肠。大肠分为盲肠、结肠、直肠和肛管。结肠又分为升结肠、横结肠、降结肠和乙状结肠。肛管止于肛门，为肛门内、外括约肌包绕。肛门内括约肌为平滑肌，受交感神经和副交感神经支配，有协助排便的作用。肛门外括约肌为骨骼肌(又称横纹肌)，受躯体神经支配，意识可控制，是控制排便的重要结构。

正常老年人的粪便为成形软便，颜色为黄褐色或棕黄色，一般每天排便1～3次。

二、便秘

便秘是指排便次数减少，排出的粪便干硬且排便不畅和(或)排便困难。便秘者排便次数减少至3次/周，便后无舒畅感，严重影响老年人的生活质量。约有1/3的老年人会出现不同程度的便秘。

(一)便秘的临床表现

便秘在临床上一般表现为排便次数减少和排便困难，许多老年人排便次数每周少于3次，严重者长达2～4周才排便1次。排便次数减少不是便秘唯一的表现，有的突出表现为排便困难，排便时间长达30min以上或每日排便多次，排出困难，粪便硬结，如羊粪状，且数量很少，伴有腹胀、食欲差，有的服用泻药不当会引起排便前腹痛等。

(二)便秘的原因

1. 年龄

老年人便秘患病率较青壮年明显增高。随着年龄增加，老年人的食量和体力活动明显减少，胃肠道和胰腺分泌的消化液减少，肠管的张力和蠕动减弱，腹腔及盆底肌肉乏力，肛门内、外括约肌收缩无力，胃结肠反射减弱，直肠敏感性下降，导致食物在肠内停留过久，水分过度吸收，大肠变硬，直至便秘发生。此外，高龄老年人常因患痴呆或老年性抑郁症而失去排便反射。

2. 患有慢性全身性疾病

老年人患全身性疾病(如糖尿病、冠心病、尿毒症、脑血管病变、帕金森病等)会导致便秘。长期服用药物(如鸦片类镇痛药、抗胆碱类药、抗抑郁药、钙离子拮抗剂、利尿剂等)可引起便秘。长期服用泻剂，尤其是刺激性泻剂，可使肠道黏膜受损、平滑肌张力降低，导致严重便秘。肠道肿瘤、腹股沟疝、直肠脱垂、痔疮等可导致功能性出口梗阻，引起排便障碍。

3. 不良饮食

老年人的牙齿部分脱落，饮食结构简单，喜食较精细易嚼的食物，缺乏粗纤维食物的摄入，使粪便体积缩小、黏滞度增加、在肠内运动减慢、水分过度吸收而致便秘。老年人进食量少，摄入能量低，胃蠕动通过时间减慢，也可引起便秘，这是因为胃肠反射与进食量有关，1000cal 热量的膳食可刺激结肠运动，而小于 1000cal 热量的膳食则无此作用；脂肪是刺激胃肠反射的主要食物，蛋白质则无此作用，老年人摄入脂肪类食物较少，缺乏对结肠的刺激而易导致便秘。

4. 运动缺乏和排便习惯不良

老年人活动量较少，或久坐、卧床，排便时看报纸或看手机，可导致肠蠕动减慢而引起便秘。

5. 社会文化因素

日常生活中，许多老年人都有自己的排便习惯，如排便姿势、时间、从事某种活动（如阅读）等，当这些习惯由于环境改变而无法维持时，正常排便就会受到影响。另外，因健康问题需要他人协助排便而丧失隐私时，就可能压抑排便而造成便秘。

（三）便秘老年人的护理

排泄是机体将新陈代谢所产生的终极产物排出体外的生理过程，是人体的基本生理需求之一，也是维持生命活动的必要条件之一。人体排泄的途径有皮肤、呼吸道、消化道及泌尿道，其中消化道和泌尿道是主要的排泄途径。许多因素可直接影响人体的排泄活动和形态，而且不同个体的排泄形态及影响因素也不尽相同，特别是具有明显生理、心理特点和疾病特征的老年人。因此，护理员要掌握与排泄有关的照护知识及技术，帮助或指导老年人维持正常的排泄功能，满足其排泄需要，使其保持舒适状态。

1. 提供适当的排便环境

为老年人提供单独、隐蔽的环境，拉上床帘或用屏风遮挡，给予充裕的排便时间，以消除其紧张情绪，利于排便。

2. 选取适宜的排便姿势

病情允许时，可下床排便；若老年人在床上使用便器，可取坐位或抬高床头，以借助重力增加腹压，促进排便。手术后需卧床者，应于术前有计划地训练在床上使用便器。

3. 指导进行腹部环形按摩

指导老年人在排便时，用手沿升结肠、横结肠、降结肠解剖位置自右向左做环形按摩。

4. 遵医嘱给予口服缓泻剂

因长期使用或滥用缓泻剂会影响结肠的正常排便反射，产生对缓泻剂的生理性依赖，失去正常排便功能，导致慢性便秘，故应酌情选用番泻叶、大黄等具有泻下作用的药物。

5. 使用简易通便剂

开塞露、甘油栓等简易通便剂的作用机制是软化粪便，润滑肠壁，刺激肠蠕动，促进排便。

6. 灌肠

以上措施均无效时，遵医嘱给予灌肠，以缓解老年人的不适。

7. 人工取便

对灌肠无效者，可遵医嘱进行人工取便。因人工取便易刺激迷走神经，故心脏病、脊髓受损者应慎用。在人工取便过程中，若老年人出现心悸、头晕等，应立即停止操作。

8. 健康教育

帮助老年人养成正常的排便习惯及获得有关排便的知识。

(1)重建正常排便习惯：指导老年人选择适合自身情况的排便时间，一般以早餐后最佳。因进食可刺激大肠蠕动而引起排便反射，故应坚持每天固定在此时间排便，养成定时排便习惯。

(2)合理安排膳食：多摄取含纤维素丰富的食物，如蔬菜、水果、豆类和谷类制品。餐前喝温开水或热蜂蜜水有助于促进肠蠕动。多饮水，适当食用油脂类食物。

(3)鼓励适当活动：根据老年人的身体状况制订规律的运动计划，并协助其进行运动，如散步、打太极拳等。卧床老年人可进行床上活动。

三、使用开塞露协助老年人排便

（一）开塞露的作用机理、适应证及使用时机

1. 开塞露的作用机理

开塞露的作用机理为利用甘油或山梨醇的高浓度，即高渗作用，软化大便，刺激肠壁，反射性引起排便反应。开塞露根据制剂成分不同，可分为甘油制剂、甘露醇及硫酸镁复方制剂。

2. 开塞露的适应证

开塞露主要用于治疗年老体弱者的便秘。

3. 开塞露的使用时机

开塞露应在老年人有便意时使用。轻度便秘者用过开塞露之后保留 5～10min 就会起效；便秘严重者应保留时间更长一些，但一般不超过 30min。

（二）开塞露的用法、用量

先将开塞露塑料瓶盖取下，挤出少许油脂润滑瓶口及肛门，然后缓慢插入肛门，将药液挤入直肠内，老年人一般每次使用 1 支。

四、人工取便法协助老年人排便

（一）人工取便法的概念

人工取便法是指用手指取出嵌顿在直肠内的粪便的方法。受较长时间便秘的影响，大量的粪便淤积在直肠内，加之肠腔吸收水分过多，于是粪便形成粪石，久之嵌顿在肠内，经灌肠或通便后仍无效时，可采取人工取便法，以解除老年人的痛苦。

（二）人工取便法的适应证及时机

人工取便法适用于治疗大便硬结滞留于直肠的便秘。

取便时机：老年人排便不畅，排便时间延长，并表示其肛门疼痛，肛门外有少量液化的粪便渗出时，及时将手指伸入其肛门内扪及干硬的粪块并实施人工取便，以解除老年人的痛苦。操作时，应避免肛周损伤及便血。

（三）人工取便的目的

老年人过分用力排便可导致冠状动脉和脑血流的改变，若脑血流量降低，易发生晕厥。若冠状动脉供血不足，可能发生心绞痛、心肌梗死。对患高血压的老年人来说，过分用力排便可引起脑血管意外、动脉瘤或室壁瘤的破裂、心脏附壁血栓脱落、心律失常，甚至心源性猝死。便秘的老年人排便时，护理员应严密观察，必要时进行人工取便，以防止发生意外。

素质拓展

任务实施

使用开塞露协助老年人排便见表1-29。

表1-29 使用开塞露协助老年人排便

任务实施	具体要求
沟通与评估	携用物进入房间，核对信息
	向老年人解释操作的任务、目的、时间、过程及配合方法，使其做好身心准备
	评估老年人的意识、心理状态、活动能力及配合度
实施	协助老年人将裤子脱至膝关节，取左侧卧位，臀部靠近床边，臀下垫一次性尿垫
	拧开开塞露的盖帽，左手分开老年人臀部暴露肛门，右手挤压开塞露塑料壳球部，先用流出的少量药液润滑开塞露细端及肛门口，再将开塞露细管部分沿直肠壁插入肛门内
	叮嘱老年人深吸气，用力挤出开塞露塑料壳球部，将药液全部挤入肛门内
	退出开塞露细端，同时左手用卫生纸按压肛门5min。叮嘱老年人保持体位5～10min，以刺激肠蠕动，软化粪便
	老年人主诉有便意时，指导其深呼吸、提肛（收紧肛门）。5～10min后协助老年人排便

续表

任务实施	具体要求
整理与记录	观察、询问老年人感受
	整理用物
	洗手，记录用药情况及老年人用药后排便情况（量及次数）
注意事项	使用开塞露前，检查开塞露前端是否圆润光滑，以免损伤肛门周围组织
	患有痔疮的老年人使用开塞露时，操作应轻缓并充分润滑
	对本品过敏者禁用，过敏体质者慎用
	开塞露不可长期使用，以免耐受而失去作用

人工取便的任务实施见表 1－30。

表 1－30 人工取便的任务实施

任务实施	具体要求
沟通与评估	携用物进入房间，核对信息
	向老年人解释操作的任务、目的、时间、过程及配合方法，使其做好身心准备
	评估老年人的意识、心理状态、活动能力及配合度
实施	协助老年人取左侧卧位，将裤子脱至大腿部，暴露肛门，臀下垫橡胶单或一次性尿垫，操作过程中应注意使老年人舒适
	戴好手套，左手分开老年人臀部，右手食指涂抹润滑油后，嘱咐老年人深呼吸，以放松腹肌，待肛门松弛时，食指轻柔地沿直肠一侧插入肛门内，触及干硬的粪块后，机械地压碎粪块，慢慢由浅入深将粪便一块块地抠出，放于便盆内
	取便完毕，脱下手套，用温水清洁老年人的肛门及肛周，用卫生纸擦净肛门及肛周。可热敷肛周 20～30min
整理与记录	观察、询问老年人感受
	整理用物
	洗手，记录排便情况
注意事项	注意为老年人保暖，必要时遮挡老年人，保护其隐私
	人工取便时勿使用器械，动作要轻柔，避免损伤肠黏膜
	操作过程中，注意观察老年人的情况，如出现面色苍白、心悸、头晕、出汗、呼吸急促等症状，立即停止操作，必要时及时就医
	取便后为老年人洗净肛门，局部热敷 20～30min，以促进肛门括约肌的回缩

能力拓展

其他协助老年人排便的方法

一、甘油栓通便法

甘油栓由甘油明胶制成，为无色透明或半透明栓剂，呈圆锥形，具有润滑作用。

具体操作步骤：护理员向老年人解释甘油栓通便法的相关事项，戴手套或手垫纱布，取出甘油栓，捏住栓剂较粗的一端，将尖端插入老年人肛门内 6～7cm，用纱布抵住肛门口轻揉数分钟，利用机械刺激和润滑作用而达到通便目的。

二、肥皂栓通便法

肥皂栓通便法的原理是肥皂栓进入直肠溶化成液体，对沉积于直肠内的干燥粪便起软化作用，利于粪便的排出。

具体操作步骤：将肥皂块切成长 2～3cm、直径约 1cm 大小的圆形长条。将肛周清洗干净，戴一次性手套，对肛周做局部按摩，放松肛门括约肌，将肥皂条沿直肠两侧直肠壁缓缓纳入直肠内，休息 5～10min，嘱老年人排便。纳入时动作要轻柔，以免损伤直肠黏膜。

三、腹部按摩法

用右手食指、中指、无名指深深按在腹部，按照大肠走向，围着肚脐自右下腹盲肠部开始，沿结肠蠕动方向，即由升结肠、横结肠、降结肠、乙状结肠进行顺时针推压，如此反复按摩。或在乙状结肠部，由近心端向远心端做环形按摩，每次 5～10min，每日 2 次，可帮助排便。

具体操作步骤：向老年人解释腹部按摩法的相关事项，温暖双手后协助老年人取仰卧位，将食指、中指、无名指放在老年人腹部左侧与肚脐平行处，自上向下按顺时针做螺旋形按摩 5～10min。洗净双手，记录。

四、灌肠法

灌肠法是用导管自肛门经直肠插入结肠灌注液体，以达到通便排气的治疗方法。该方法能刺激肠蠕动，软化、清除粪便，并有降温、催产、稀释肠内毒物、减少吸收的作用，此外，亦可达到供给药物、营养、水分等目的。

具体操作步骤：

(1)老年人取左侧卧位，双膝屈曲，露出臀部，垫治疗巾及橡胶单于臀下，将弯盘置于臀边。对不能自我控制排便的老年人，可协助其取仰卧位，臀下垫便盆。盖好被子，只暴露臀部。

(2)挂灌肠袋于架上，液面距肛门 40～60cm，润滑肛管，排气，夹管。

(3)将肛管轻轻插入直肠 7～10cm，松开夹子，使溶液缓慢灌入。

(4)观察液体灌入情况，如灌入受阻，可稍移动肛管；有便意时，适当放低灌肠袋，并嘱老年人深呼吸。

(5)液体将流完时，夹管，用卫生纸包住肛管拔出，置弯盘内，擦净肛门，嘱老年人平卧，保留5～10min 后排便。

(6)整理用物，洗手，记录。

任务 4.2　尿失禁老年人照护

任务准备

为留置导尿管的老年人更换尿袋的任务准备见表 1-31。

表 1-31　为留置导尿管的老年人更换尿袋的任务准备

任务准备	具体内容
环境准备	温、湿度适宜，光线明亮，空气清新
护理员准备	服装整洁，洗净双手，戴口罩
老年人准备	明确操作任务、目的、时间、过程，能配合操作，取舒适体位
用物准备	尿袋、碘伏、棉签、别针、一次性手套、止血钳、记录单、笔等

为老年人更换一次性尿布的任务准备见表 1-32。

表 1-32　为老年人更换一次性尿布的任务准备

任务准备	具体内容
环境准备	温、湿度适宜，光线明亮，空气清新
护理员准备	服装整洁，洗净双手，戴口罩
老年人准备	明确操作任务、目的、时间、过程，能配合操作，取平卧位，尿垫已尿湿
用物准备	一次性尿布、水盆、湿热毛巾、污物桶

为老年人更换纸尿裤的任务准备见表 1-33。

表 1-33　为老人更换纸尿裤的任务准备

任务准备	具体内容
环境准备	温、湿度适宜，光线明亮，空气清新
护理员准备	服装整洁，洗净双手，戴口罩
老年人准备	明确操作任务、目的、时间、过程，能配合操作，取平卧位，纸尿裤已污染
用物准备	型号合适的纸尿裤、卫生纸、水盆、湿热毛巾、污物桶

知识准备

一、排尿的正常解剖生理

尿液由肾脏产生，经输尿管输送到膀胱暂时储存，最后经尿道排出。膀胱壁的肌层由外纵、中环、内纵三层平滑肌组成，各层肌纤维相互交错，共同构成膀胱逼尿肌。尿道是由膀胱的尿道内口开始，末端直接开口于体表。尿道内口周围有平滑肌环绕，形成膀胱括约肌（内括约肌），尿道穿过尿生殖膈处有肌肉环绕，形成尿道括约肌（外括约肌）。

正常情况下，当膀胱内尿液量达到400～500mL、压力超过10cmH_2O时，膀胱壁的牵拉感受器受刺激而兴奋，神经冲动经脊髓初级排尿反射中枢传至脑桥排尿中枢和大脑皮质的高级排尿中枢，然后大脑皮质的高级排尿中枢发出神经冲动，脑桥启动排尿过程，兴奋脊髓的初级排尿中枢，引起膀胱逼尿肌收缩，内括约肌和外括约肌松弛，排出尿液。

二、尿失禁

尿失禁指排尿失去控制，尿液不自主地流出或排出的现象。

（一）尿失禁的常见类型

1. 真性尿失禁（完全性尿失禁）

真性尿失禁即膀胱完全不能储存尿液，表现为持续滴尿。原因：脊髓初级排尿中枢与大脑皮质之间联系受损（如昏迷、截瘫），排尿反射活动失去大脑皮质的控制，膀胱逼尿肌出现无抑制性收缩；也可由手术或分娩造成膀胱括约肌损伤或支配括约肌的神经损伤，导致膀胱括约肌功能障碍。

2. 假性尿失禁（充溢性尿失禁）

假性尿失禁即膀胱内储存部分尿液，当膀胱充盈达到一定压力时，即可不自主地溢出少量尿液。当膀胱内压力降低时，流尿活动即停止。原因：脊髓初级排尿中枢活动受到抑制，膀胱充满尿液，膀胱内压增高，迫使少量尿液流出。

3. 压力性尿失禁（不完全性尿失禁）

压力性尿失禁指当咳嗽、打喷嚏、大笑或者运动时，因腹肌收缩，腹内压骤增，致使少量尿液不自主地流出。原因：膀胱括约肌张力降低，骨盆底肌肉及韧带松弛，多见于中老年女性。

（二）尿失禁的护理

尿失禁的护理

1. 心理护理

任何原因引起的尿失禁都会造成很大的心理压力，如精神苦闷、自尊丧失等，同时也给生活带来许多不便。尿失禁的老年人往往期望得到理解和帮助。护理员应尊重和理解老年人，给予安慰、鼓励，使其树立信心，积极配合治疗和护理。

2. 皮肤护理

床上铺一次性尿垫或橡胶单和中单；经常用温水清洗会阴部皮肤，勤换尿垫、衣裤、床单；保持局部皮肤清洁干燥，减少异味。经常翻身，定时按摩受压部位，防止压疮的发生。

3. 外部引流

老年女性可采用尿壶紧贴外阴部接取尿液；老年男性既可用尿壶接尿，也可用阴茎套连接集尿袋接取尿液，但此法不宜长期使用。

4. 重建正常排尿功能

(1)摄入足量液体：指导老年人每天日间摄入 2000～3000mL 液体，增加对膀胱的刺激，促进排尿反射的恢复，同时还可预防泌尿系统感染，但入睡前应限制饮水，以减少夜间尿量。

(2)训练膀胱功能：掌握老年人的排尿反应，定时使用便器，帮助建立规律的排尿习惯。开始白天每 1～2h 使用便器 1 次，夜间每 4h 使用便器 1 次，以后逐渐延长间隔时间，以促进排尿功能的恢复。使用便器时，用手按压膀胱，协助排尿，但应注意用力适中。

(3)锻炼肌肉力量：指导老年人进行盆底肌肉锻炼，以增强控制排尿的能力。让老年人取立位、坐位或卧位，试做排尿动作，先慢慢收紧盆底肌肉，再缓慢放松，每次 10s 左右，连续 10 次，每日进行数轮，以不疲乏为宜。如病情允许，可做抬腿运动或者下床活动，以增强腹部肌肉力量。

5. 留置导尿

对长期尿失禁的老年人，可采用留置导尿，以免因尿液浸渍皮肤而发生破溃。根据老年人的情况，定时夹闭或引流尿液，锻炼膀胱肌张力，重建膀胱储存尿液的功能。留置导尿指在严格无菌操作下，将导尿管经尿道插入膀胱并保留在膀胱内，引流出尿液的方法，适用于不能自行排尿、无其他治疗方法的老年人。

(1)目的：①抢救危重、休克老年人时，准确记录尿量，测尿比重，密切观察其病情变化；②盆腔内器官术前，排空膀胱，使膀胱继续保持空虚状态，避免术中误伤；③泌尿系统疾病，术后留置导尿，便于持续引流和冲洗，并减轻手术切口的张力，以利于促进切口的愈合；④昏迷、截瘫或会阴部有伤口者，须保持会阴部清洁、干燥。

(2)用物：具体如下。①导尿管：以天然橡胶、硅胶制成的管路，经尿道插入膀胱引流尿液，导尿管插入膀胱后，向气囊充气，将导尿管滞留在膀胱内，以免滑脱，末端连接尿袋。②尿袋：由连接尿管端口、引流导管、引流袋、放尿端口组成，规格一般为 1000mL。

6. 观察留置导尿老年人的尿液

(1)老年人的正常尿液：老年人每日尿量应为 1000～2000mL，尿液呈淡黄色，清澈透明。

（2）老年人的异常尿液：包括尿量异常、颜色异常、气味异常。

1）尿量异常：留置导尿的尿袋上有刻度，可通过读取尿液面正对尿袋上的刻度数评估尿量。①多尿：24h 尿量超过 2500mL，常提示有糖尿病、尿崩症或肾衰竭等。②少尿：24h 内尿量少于 400mL 或每小时尿量少于 17mL，常见于发热、液体摄入过少或休克者等。③无尿或尿闭：24h 尿量少于 100mL 或 12h 内无尿，常提示有严重血液循环不足、严重休克、急性肾衰竭或药物中毒等。

2）颜色异常：具体如下。①深黄色：常提示摄入水分不足，需增加摄水量。②红色：常提示有活动性出血、泌尿系统感染或其他膀胱疾病。③咖啡色：常提示有出血、泌尿系统疾病。④乳白色：呈米汤样，常提示有丝虫病等。⑤絮状物：浑浊见絮状物，常提示有泌尿系统感染。

3）气味异常：正常尿液久置后有氨臭味，如新鲜尿液有氨味，提示有慢性膀胱炎及尿潴留。糖尿病酮症酸中毒时，尿液有烂苹果气味。有机磷农药中毒时，尿液有蒜臭味。进食较多葱、蒜后，尿液也会有特殊气味。

（3）观察留置导尿老年人尿液的要求：①发现老年人尿量少时，首先确保导尿管通畅，没有反折；②发现老年人尿量异常时，结合饮食、饮水、输液量进行分析；③服用食物和某些特殊药物时，尿液颜色会出现异常变化，观察时应结合药物说明书或咨询医护人员加以辨别；④如不是上述因素引起的尿量、颜色改变，需立即记录并报告相关人员，并留取标本，以备送检；⑤长期留置导尿的老年人，尤其是女性，有时会出现尿液渗漏的现象，护理员应加以辨别。

7. 为老年人更换一次性尿布或纸尿裤

更换纸尿裤

（1）一次性尿布或纸尿裤：①一次性尿布又称尿垫，包括纸尿垫和纸尿片，用于卧床的尿失禁老年人；②纸尿裤用于需要活动的（或躁动）尿失禁老年人。

（2）操作目的：协助老年人更换一次性尿布或纸尿裤，避免因尿失禁引起臀部压疮。

任务实施

素质拓展

为留置导尿老年人更换尿袋的任务实施见表 1－34。

表 1－34 为留置导尿老年人更换尿袋的任务实施

任务实施	具体要求
沟通与评估	携用物进入房间，核对信息
	向老年人解释操作的任务、目的、时间、过程及配合方法，使其做好身心准备
	评估老年人的意识、心理状态、活动能力及配合度
实施	仔细观察尿液颜色、性状及量
	打开尿袋放尿端口，排空尿袋内的余尿，关闭放尿端口，夹闭尿袋引流管上的开关
	撕开备好的尿袋外包袋，将之内面朝上平铺在留置尿管和尿袋连接处下面
	戴手套，用止血钳夹住留置尿管开口上端 3～5cm 处，分离留置尿管与尿袋，取下尿袋，将连接尿管口端置于尿袋上并卷起放于弯盘内

续表

任务实施	具体要求
实施	用碘伏消毒尿管端口及外周，检查并旋紧待更换尿袋的放尿端口，取下新尿袋引流管端口盖帽，将引流管端口插入导尿管内。注意：将引流管端口插入导尿管内时，手不可触及两端口及周围
	松开止血钳，观察尿液引流情况。确认引流通畅后，夹闭尿袋引流管上的开关，每 2～4h 放尿 1 次，用别针将尿袋固定在床旁
整理与记录	观察、询问老年人感受
	整理用物：将棉签、手套、更换下来的尿袋及可能被尿液污染的用物置于医用黄色垃圾袋中，按医用垃圾处理，整理床单位
	洗手、记录
注意事项	尿袋要定期更换，更换周期可参照不同种类尿袋的使用说明
	更换尿袋时，注意观察尿液的形状、颜色和量
	保持导尿管通畅，避免受压、扭曲、返折、阻塞
	妥善固定尿袋，随时观察尿管有无脱落、漏尿等情况，发现问题后，应立即告知医护人员
	更换尿袋时，避免污染，引流管末端始终低于老年人会阴部高度，避免尿液反流造成感染
	观察留置尿管接触部位的皮肤，发现局部有红肿、破溃等时，应及时告知医护人员

为老年人更换一次性尿布的任务实施见表 1－35。

表 1－35 为老年人更换一次性尿布的任务实施

任务实施	具体要求
沟通与评估	携用物进入房间，核对信息
	向老人解释操作的任务、目的、时间、过程及配合方法，使其做好身心准备
	评估老年人的意识、心理状态、活动能力及配合度
实施	将水盆及湿热毛巾放在床旁座椅上
	掀开老年人下身盖被，双手分别扶住老年人的肩部、髋部，翻转老年人身体，面向护理员，取侧卧位
	将老年人身下污染的一次性尿布向臀下方向折叠，取湿热毛巾擦拭臀部及会阴部，观察局部皮肤情况
	平铺清洁的一次性尿布，在靠近臀部处卷折，翻转老年人身体，取平卧位，轻抬近侧臀部，撤下污染的一次性尿布并放入污物桶内
	拉平清洁的一次性尿布
整理与记录	为老年人盖好盖被，整理床单位
	撤去污物桶，开窗通风
	清洁毛巾，清洗水盆。集中清洗、消毒尿布，晾干备用
	洗手、记录

续表

任务实施	具体要求
注意事项	每隔2h查看一次性尿布浸湿情况，根据一次性尿布缩水能力及表面干爽度判断是否进行更换，防止发生尿布性压疮
	更换一次性尿布时，应关闭门窗、动作轻稳，避免老年人受凉
	一次性尿布污染时，应及时更换，以增加舒适感，减轻异味
	当老年人患有传染病时，被污染的一次性尿布应作为医用垃圾集中回收处理

为老年人更换纸尿裤的任务实施见表1-36。

表1-36 为老年人更换纸尿裤的任务实施

任务实施	具体要求
沟通与评估	携用物进入房间，核对信息
	向老人解释操作的任务、目的、时间、过程及配合方法，使其做好身心准备
	评估老年人的意识、心理状态、活动能力及配合度
实施	将水盆及湿热毛巾放在床旁座椅上
	协助老年人脱下裤子，取平卧位
	解开纸尿裤粘扣，将前片从两腿间后撤
	双手分别扶住老年人的肩部、髋部，向近侧翻转身体，取侧卧位，将被污染的纸尿裤内面对折于臀下，用卫生纸擦拭尿便污渍，取湿热毛巾擦拭臀部、会阴部
	观察老年人会阴部及臀部的皮肤情况
	辨别清洁纸尿裤前、后片，将清洁纸尿裤前、后两片纵向对折（紧贴皮肤面朝内），开口朝外铺于臀下，使后片压于身下
	协助老年人取平卧位。从近侧撤下被污染的纸尿裤，放入污物桶内。拉平身下清洁的纸尿裤，从两腿间兜起尿裤前片，将前片两翼向两侧拉紧，将后片粘扣粘贴于纸尿裤前片粘贴区
	整理大腿内侧纸尿裤边缘至服帖
	协助老年人提起裤子并系好，取舒适体位
整理与记录	整理床单位
	撤去污物桶，清洗毛巾，洗净水盆，开窗通风
	洗手、记录
注意事项	更换纸尿裤时，将大腿内侧纸尿裤边缘整理服帖，防止侧漏
	根据老年人的胖瘦情况选择尺寸适宜的纸尿裤
	纸尿裤被污染后，应及时更换，以提高老年人的舒适度，减轻异味，保持皮肤清洁卫生
	当老年人患有传染病时，被污染的纸尿裤应作为医用垃圾集中回收处理

任务评价

任务 4 考核

学生自评见表 1 - 37。

表 1 - 37　学生自评

评价内容		评定				
参与态度	我认真参加每一次课堂活动、对每一次课堂活动保持浓厚的兴趣	A	B	C	D	E
		5	4	3	2	1
	我能积极学习各种相关知识，能主动查阅相关资料	A	B	C	D	E
		8	6	4	2	0
	我能发挥自身的优势，为小组提供必不可少的帮助，努力完成自己承担的任务	A	B	C	D	E
		10	8	6	4	2
协作精神	我能积极配合小组完成各种操作，服从安排	A	B	C	D	E
		10	8	6	4	2
	我能积极地与组内、组间成员相互讨论，能完整、清晰地表达想法，尊重他人的意见和成果	A	B	C	D	E
		10	8	6	4	2
	课堂中，我和大家能互相学习和帮助，促进共同进步	A	B	C	D	E
		5	4	3	2	1
创新和实践	我有浓厚的好奇心和探索欲望	A	B	C	D	E
		8	6	4	2	0
	在小组遇到问题时，我能提出合理的解决方法	A	B	C	D	E
		8	6	4	2	0
	课堂中，我能发挥个性特长，施展才华	A	B	C	D	E
		8	6	4	2	0
能力提高	课堂中，我能运用多种渠道收集信息	A	B	C	D	E
		8	6	4	2	0
	课堂中遇到问题不退缩，并能自己想办法解决	A	B	C	D	E
		10	8	6	4	2
	我与他人交往的能力提高了	A	B	C	D	E
		10	8	6	4	2
满分	100 分	最终得分		学生签字		
总体体会	我的收获：					
	我的感受：					
	我还需要努力的地方：					
教学建议						

学生互评见表1－38。

表1－38　学生互评(参照全国养老护理职业技能大赛操作评分标准)

项目	分值	扣分原因	得分	备注
工作准备	10			
沟通解释评估	15			
关键操作技能	50			
健康教育	8			
评价照护效果	5			
对操作者综合评价	12			
打分人		实际得分		
操作建议				

教师评价见表 1－39。

表 1－39 教师评价

<table>
<tr><th>项目</th><th>过程考核</th><th>考核内容</th><th>分值</th><th>扣分原因</th><th>得分</th></tr>
<tr><td>课堂表现</td><td colspan="2">认真听课，积极参与课堂活动，有独立的见解</td><td>10</td><td></td><td></td></tr>
<tr><td rowspan="3">知识</td><td>课前</td><td>预习任务完成情况</td><td>5</td><td></td><td></td></tr>
<tr><td>课中</td><td>重、难点掌握情况</td><td>10</td><td></td><td></td></tr>
<tr><td>课后</td><td>课后作业完成情况</td><td>5</td><td></td><td></td></tr>
<tr><td rowspan="6">能力</td><td>课前</td><td>预习技能探索</td><td>5</td><td></td><td></td></tr>
<tr><td rowspan="4">课中</td><td>技能操作掌握情况</td><td>10</td><td></td><td></td></tr>
<tr><td>小组团结合作情况</td><td>12</td><td></td><td></td></tr>
<tr><td>与老年人沟通能力</td><td>7</td><td></td><td></td></tr>
<tr><td>思维的条理性</td><td>4</td><td></td><td></td></tr>
<tr><td>课后</td><td>能力拓展完成情况、思维的创造性</td><td>10</td><td></td><td></td></tr>
<tr><td rowspan="4">素养</td><td colspan="2">能够尊老、敬老、爱老</td><td>8</td><td></td><td></td></tr>
<tr><td colspan="2">具有人文关怀、安全意识</td><td>6</td><td></td><td></td></tr>
<tr><td colspan="2">对待老年人有爱心、细心和耐心</td><td>4</td><td></td><td></td></tr>
<tr><td colspan="2">能够保护老年人的隐私</td><td>4</td><td></td><td></td></tr>
<tr><td>增值评价</td><td colspan="2">通过学生自我评价、学生互评、企业导师评价探索学生增值评价</td><td>20</td><td></td><td></td></tr>
<tr><td>打分人</td><td colspan="2"></td><td>实际得分</td><td colspan="2"></td></tr>
<tr><td>操作建议</td><td colspan="5"></td></tr>
</table>

企业导师评价见表 1 - 40。

表 1 - 40 企业导师评价

考核指标	考核项目	内容	评定				
知识能力	知识力	充分具备现任职务所要求的基础理论知识和实际业务知识	A	B	C	D	E
工作能力	理解力	能充分理解老年人的要求，干净利落地帮助其完成护理工作，不需要其反复强调	A	B	C	D	E
	判断力	能充分理解老年人的意图，根据其现状，随机应变，恰当处理。是否具有护理员所要求的判断力，能够果断地作出正确决策	A	B	C	D	E
	表达力	具备护理员所要求的表达力，并能进行一般联络及说明工作	A	B	C	D	E
	交涉力	在和企业导师交涉时，是否具备使双方诚服接受同意或达成协商的交涉能力	A	B	C	D	E
工作态度	纪律性	能够遵守企业工作纪律和规章制度，是否做到不迟到、早退及不脱岗等	A	B	C	D	E
	团队精神（协作性）	在工作中，是否考虑别人的处境，是否主动协助企业导师、同学和企业外人员做好工作；是否有意识地促使团队和谐	A	B	C	D	E
	积极性	对分配的任务是否不讲条件，主动积极，尽量多做工作，主动进行改进	A	B	C	D	E
评定标准：A. 非常优秀，理想状态；B. 优秀，满足要求；C. 基本满足要求；D. 略有不足；E. 不能满足要求		分数换算：A. 9～10 分，B. 7～8 分，C. 5～6 分，D. 3～4 分，E. 0～2 分。最终得分：72～80 分为非常优秀，56～64 分为优秀，40～48 分为合格，32 分及以下为不合格	评语				
			考核人签字				

能力拓展

服务礼仪和用语

一、服务要求

（一）主动热情

护理员见到老年人、家属或来访者时，要主动打招呼，微笑着问一声："您好！""您需要帮助吗？"为了表示尊重，必要时可以行点头礼或鞠躬礼。

（二）耐心周到

护理员为老年人服务时，要细心观察、耐心解释，及时解决问题，让老年人及其家属体会到护理员的爱心和周到。

（三）文明礼貌

护理员要有微笑的面容、真诚的眼神、优雅的姿势，尽可能讲普通话，使用礼貌用语，例如"请""您好""对不起""没关系""请原谅""谢谢""再见"等，不讲粗话，不大声喧哗，不乱发脾气。

（四）尊重老年人及其家属

护理员要尊重老年人及其家属，要经常换位思考："假如我老了该怎么办""假如我躺在这张床上，希望护理员怎样对待我？"文明服务是表达尊重的最好方式，让老年人及其家属感受到护理员的尊重，不仅可以赢得信任，也会让照护工作顺利进行。

二、举止礼仪

（一）姿势

接待老年人、家属或来访者时，要注意使用微笑、鞠躬、握手、招手、右行礼让、起立回答等肢体语言。交谈时，正视对方，认真倾听，禁止东张西望、心不在焉、上下抓挠、左右摇摆，更不能挖耳朵、抠鼻子、剪指甲。

（二）站姿

站立时，身体要与地面垂直，将重心放在两个前脚掌上，挺胸，收腹，抬头，双肩放松，两腿并拢，双臂自然下垂或双手在腹部交叉，眼睛平视，面带微笑，不要歪脖、扭腰、屈腿等。

（三）坐姿

取坐位时，腰背挺直，肩部放松，两膝并拢并弯曲（大致成直角），双足平放在地面上，双肘自然弯曲，双手掌心向下，互相重叠，自然放在一侧大腿上。与老年人谈话时，入座时要轻柔和缓，起座时要稳重端庄。不要随便坐在老年人的床铺上，不要斜倚在老年人的床头被子上，更不要大大咧咧，跷着“二郎腿”或抖腿。

（四）走姿

行走时，要挺胸、抬头、肩部放松、两眼平视、面带微笑、自然摆臂、平稳轻快，路遇他人时主动示意，礼让为先。为老年人端饭菜、饮料时要曲肘，双手将物品平端在胸前稳步前行，不要低头含胸、左摇右晃、脚掌拖地。遇到紧急情况时，可以小步快走，但要保持镇定，不要大步流星地快跑，避免制造紧张气氛。

三、养老服务用语

（一）语言规范基本要求

（1）在工作、学术交流、会议等场合，提倡使用普通话。

（2）文明礼貌用语，耐心诚恳。

（3）提出请求，“请”字在先；获得帮助，及时致谢；打扰别人，诚心道歉；首问负责，及时解答。

（二）与老年人交流时的基本用语

与老年人交流时的基本用语包括“请”“你好”“谢谢”“对不起”“请原谅”“不客气”“谢谢合作”等。

（三）电话用语

（1）“您好！这里是××机构××楼（室），请问您找谁？请稍等。”

（2）“对不起，××（加上称谓）不在，我可以帮您转告吗？”

（3）“对不起，××（加上称谓）有事外出了（或去哪里了），大概××点能回来，请您××点以后打来好吗？”

（4）“对不起，现在是巡房和护理时间，如果不是太急的话，请您××点以后再打来好吗？”

（四）入住接待用语

（1）“您好！欢迎您来我中心入住休养，我是护理员李×（可以叫我小李）。今后您有什么事可以找我。”

(2)“我叫××，是您的责任护理员，负责您的生活照护，如果有服务不周的地方，请您随时提出来，我将及时弥补，希望我的服务能让您满意！”

(3)“请您先测体重。”

(4)“您被安排在××栋××层的××（房号），我带您过去。”

(5)“您的主管护理员是××，他们很快就会来看您。”

(6)“您有什么要求，请告诉我们，我们将尽量帮助您。”

(7)“希望您在我中心入住期间心情愉快。”

（五）对老年人的称呼

称呼时，语言要和蔼可亲。对休养员可尊称为：××大爷（大伯）、××大娘（大婶）、××师傅、××（爷爷/奶奶）等。

（六）护理用语

(1)晨间护理：“××（爷爷/奶奶等尊称），早上好，请问您昨晚睡得好吗？”“我们开始整理房间了，请配合一下，谢谢。”

(2)晚间护理：“××（爷爷/奶奶等尊称），我来帮您洗脸洗脚（洗头、擦身等）。祝您晚安！”

(3)服药前：“××（爷爷/奶奶等尊称），请您服药，我为您倒开水。”必须核对药名、药量，带温开水。

(4)“您如果有事，请按指示灯，我会随时来的。”

(5)护理处理完毕：“谢谢您的配合，有什么不舒服，请及时告诉我们。”

(6)“请您不要着急，我马上通知××来看您。”

（七）赞赏语

当老年人配合照护时，应及时给予赞赏，如“真不错”“对极了”“非常好”等。

（八）管理用语

(1)“请协助我们保持房间环境卫生，谢谢！”

(2)“老年人该休息了，请下次再来，好吗？”

(3)“对不起，陪伴不能睡老年人的床，谢谢合作！”

(4)“同志，对不起，为了您和老年人的健康，请不要在房间内吸烟，谢谢！”

(5)“请您说话小声一点，可以吗？”

(6)“为了保持房间安静，我们希望只留一个人陪伴，谢谢支持。”

(7)“请不要随地扔纸屑、果皮，不要往窗外倒水。”

(8)“请多提意见，我们将尽力解决。”

(9)“请保管好自己的物品,谨防遗失。”

(九)征询用语

“您需要我帮助吗?”“我能为您做什么吗?”“这个药用后您好些了吗?”“晚上您想吃什么呢?”

(十)推托语

当遇上不能满足服务现象的个别要求或要求不合理时,应说:“这事我不太清楚,我去问清楚后再告诉您,好吗?”

任务5 睡眠照护

任务描述

李某,72岁,近年来经常躺床上不能入睡,入睡后夜间容易觉醒,并非常容易受到声、光、温度等外界因素干扰,夜间睡眠断断续续。现需要为其布置睡眠环境。

学习目标

一、知识目标

(1)掌握影响睡眠的因素、老年人睡眠环境的要求。
(2)熟悉影响老年人睡眠的不良习惯。

二、能力目标

能为老年人布置睡眠环境。

三、素质目标

关爱老年人,有良好的沟通技巧。

任务5.1 为老年人布置睡眠环境

任务准备

为老年人布置睡眠环境的任务准备见表1-41。

表 1－41　为老年人布置睡眠环境的任务准备

任务准备	具体内容
环境准备	环境整洁，温、湿度适宜，空气清新
护理员准备	服装整洁，洗净双手，事先查阅照护记录，了解老年人近期睡眠状况
老年人准备	明确操作的任务、目的、时间、过程，能配合操作
用物准备	笔、记录单

知识准备

睡眠是一种周期发生的知觉的特殊状态，由不同时相组成，对周围环境可相对地不作出反应。

睡眠是各种休息形式中最重要、最自然的方式，是人类的基本生理需要，对于维持健康（尤其是促进疾病的康复）具有重要意义。通过睡眠可以使人的精神和体力得到恢复，从而保持良好的清醒状态。

一、老年人的睡眠生理特点

随着年龄的增长，机体结构和功能会发生退化，老年人的睡眠功能也会退化。老年人睡眠时间长短因人而异，觉醒后感觉精力充沛、情绪愉快即可，不必强求一律。但是由于老年人体力减弱，很容易感觉疲劳，因而合理和科学的睡眠对老年人来说十分重要。

（一）睡眠时间缩短

60～80 岁的健康老年人，就寝时间平均为 7～8h，但睡眠时间平均为 6～7h。

（二）易觉醒

老年人夜间容易觉醒，并非常容易受到声、光、温度等外界因素及自身疾病产生的症状的干扰，夜间睡眠常断断续续。

（三）浅睡眠

浅睡眠时大脑未充分休息。老年人浅睡眠期增多，而深睡眠期减少。年龄越大，睡眠越浅。

（四）早睡早起

老年人容易早醒，睡眠趋向早睡早起。

二、影响睡眠的因素

（一）生理因素

1. 年龄因素

通常个体的睡眠时间与年龄成反比，随着年龄的增长，睡眠时间逐渐减少。

2. 内分泌变化

女性在月经期常出现疲乏、嗜睡。绝经期女性由于内分泌的变化会发生睡眠紊乱，补充激素可以改善睡眠质量。

3. 昼夜节律

睡眠一般发生在昼夜性节律的最低期，与人的生物钟保持一致。如果人的睡眠不能与昼夜性节律协同一致，如时差改变、日夜班交替，则会造成生物钟失调，出现睡眠紊乱。发生睡眠紊乱后，通常需要3～5d 才能恢复正常。

4. 疲劳

适度疲劳有助于入睡，而过度疲劳则难以入睡。

（二）病理因素

多数疾病会影响原有的睡眠形态。患病的人需要更多的睡眠时间，然而，躯体疾病造成的不适、疼痛、呼吸困难等常常引起入睡困难，抑郁症、焦虑症等精神疾病的常见症状为失眠，而精神分裂症、强迫症、恐惧症等老年人常处于过度觉醒状态。

（三）药物因素

治疗疾病的某些药物可能会对睡眠带来不良影响。如利尿药的应用会导致夜尿增多而影响睡眠；安眠药能够加速睡眠，长期不适当地使用安眠药，可产生药物依赖，加重原有的睡眠障碍。

（四）环境因素

在熟悉、舒适的环境中有利于入睡并保持睡眠状态；反之，则会干扰睡眠。医院对老年人来说是陌生的环境，加之医疗、护理工作的频繁干扰，会影响老年人的正常睡眠。

（五）心理因素

来自疾病的压力和生活中的矛盾、困难所造成的任何强烈的情绪变化和不良的心理反应

（如紧张、焦虑、恐惧等）会影响正常睡眠。心理因素也是失眠症状最难以治疗、最关键的原因。

（六）食物因素

一些食物及饮料的摄入会影响睡眠。含有较多L-色氨酸的食物（如肉类、乳制品和豆类）能促进入睡，缩短入睡时间，是天然的催眠剂。浓茶、咖啡、可乐中含有咖啡因，会使人难以入睡，即使入睡也容易中途醒来，且总睡眠时间缩短，对睡眠不好的人应限制摄入，尤其在睡前4～5h应避免饮用。酒精可加速入睡时间，少量饮酒能促进放松和睡眠，但大量饮酒会抑制脑干维持睡眠的功能，干扰睡眠结构，使睡眠变浅。

（七）个人习惯

睡前的一些习惯（如洗热水澡、喝牛奶、听音乐、阅读书报等）被改变，可能会影响睡眠。

三、老年人睡眠环境的要求

（一）环境适宜

1. 温、湿度

冬季调节室温在18～22℃，夏季则以25～28℃为宜，相对湿度在50%～60%。

2. 声、光及色彩

老年人睡眠时环境要保持安静，光线要暗。护理员夜间操作要做到“四轻”，即走路轻、操作轻、关门轻、说话轻。为老年人做护理工作时尽量集中时间进行，不要在老年人睡眠时操作。睡前拉上深色遮光窗帘，关闭大灯，根据老年人需要开启地灯或壁灯。墙壁颜色淡雅可避免老年人情绪兴奋或焦虑。

3. 通风换气

睡前10min通风换气30min。

4. 居室设备

居室设备应简单实用，尽量靠墙摆放。

5. 卫生间

卫生间应靠近卧室，坐便器有扶手，地砖防滑；对行动不便的老年人，应将如厕所需物品放于适宜位置。

（二）床铺、被褥舒适

调整床高在40～60cm。床板硬度适中。被褥需透气性良好、柔软、保暖。选择保温性能较好的棉芯，并根据季节变化调整被褥厚薄，褥垫平整、舒适且无渣屑。荞麦皮枕芯较好。枕头高度宜为 6～9cm，可随老年人习惯调整，但不宜太高。

素质拓展

（三）注意睡眠安全

1. 起夜

对晚间有夜尿的老年人，需在床旁提前准备好便器。如老年人习惯去卫生间排尿，需注意卫生间及路过的地方有适度照明；地面应平坦、防滑、清洁、不堆杂物，以便老年人安全行走。

2. 围挡

需要在老年人的床铺周围增加床挡，以保证老年人睡眠期间安全，避免发生坠床，上、下床跌倒等事故。

任务实施

为老年人布置睡眠环境的任务实施见表 1－42。

表 1－42　为老年人布置睡眠环境的任务实施

任务实施	具体要求
沟通与评估	携用物进入房间，核对信息
	向老年人解释操作的任务、目的、时间、过程及配合方法，使其做好身心准备
	询问老年人睡眠不佳的原因、平日习惯的睡眠环境
实施	认真观察老年人的居室环境，与老年人习惯环境比较，找出影响老年人睡眠的环境因素
	与老年人确认影响睡眠的环境因素
	根据影响老年人睡眠的环境因素提出改进措施，得到其认可后实施
	轻步退出房间，轻手关门
	夜间查房时注意观察老年人的睡眠情况，评价改进效果
记录	记录老年人的睡眠情况，以及影响睡眠的环境因素、改进措施、改进效果
注意事项	与老年人沟通时态度诚恳、认真，多用开放性的询问方式
	认真倾听主诉，观察老年人居室环境是否存在影响睡眠的因素
	提出的改进建议应尊重老年人的生活习惯，并结合老年人的特点，切实可行

布置睡眠环境

任务 5.2　照料有睡眠障碍的老年人入睡

知识准备

一、睡眠障碍

睡眠障碍是指睡眠量及质的异常，或在睡眠时出现某些临床症状，也包括影响入睡或保持正常睡眠能力的障碍及异常的睡眠相关行为。

（一）老年人常见的睡眠障碍

(1)入睡困难：30～60min 不能入睡，且持续数天或更久。

(2)睡眠中断：即睡眠中途觉醒，一夜醒多次，没有熟睡的感觉。

(3)多梦：夜间经常做梦，一般不留记忆或对梦境有断断续续的记忆。

(4)早醒：清晨、天没亮就醒或入睡没多久就醒来，再也无法入睡。

(5)彻夜不眠：夜间卧床睡眠，但外界声音都能听到，虽躺在床上而意识清楚，感觉一夜迷迷糊糊。

（二）老年人睡眠的观察

(1)一般睡眠状况：入睡时间、觉醒时间与次数、总睡眠时间、睡眠质量等。

(2)异常睡眠状况：有无入睡困难、睡眠中断、呼吸暂停、夜间阵发性呼吸困难、嗜睡等。

(3)身体状况：睡眠时有无出汗、头晕、头痛、呼吸困难、胸闷、剧烈疼痛等。

(4)识别异常睡眠，并及时记录：记录内容包括床号、姓名、睡眠一般情况、老年人主诉、异常睡眠表现及有无采取措施等。

二、影响老年人睡眠的不良习惯

(1)睡前进食过饱或不足：临睡前吃东西会加重肠胃负担，身体其他部分也无法得到良好的休息，进而会影响入睡。

(2)睡前饮酒、咖啡、浓茶等：睡前饮酒虽然可以让人很快入睡，但是会使睡眠状况一直停留在浅睡期，很难进入深睡期，醒来后仍会有疲乏的感觉。咖啡、浓茶等刺激性饮料中含有能使精神亢奋的咖啡因等物质，睡前饮用易造成入睡困难。

(3)睡前用脑、活动过度：如看刺激性大的电视或影片，临睡前从事这些活动会扰乱人体的生物节律，进而会影响睡眠。

(4)白天睡眠过多：可干扰正常的生物钟而难以入睡。

三、睡眠障碍老年人的护理

（一）按时就寝

最佳睡眠时间为晚上9点至次日晨5点。午睡时间以30～60min为宜，不宜多睡。

（二）创建良好的睡眠环境

应为老年人创造安静、安全、舒适、整洁的睡眠环境。调节病室的温度、湿度、空气、光线及声音，减少外界环境对老年人视、嗅、听、触等感觉器官的不良刺激。保持室内空气流通、清新，及时清除排泄物，避免产生异味。保持卧具清洁、干燥，被褥和枕头的厚（高）度及硬度合适。

（三）解除身体不适

积极采取有效措施，从根本上消除影响老年人身体舒适度和睡眠的因素。疼痛是影响老年人睡眠最主要的因素。老年人出现诊断明确的疾病性疼痛时，应遵医嘱按时、按量给予止痛剂。晚餐应在睡前2h完成，睡前不再进食。晚餐应清淡，不宜过饱。睡前不饮用对中枢神经系统有兴奋作用的饮料，如浓茶、咖啡等。睡前减少饮水量，协助老年人睡前排便，避免夜尿增多而影响睡眠。还可以在睡前用热水泡脚，以促进睡眠。帮助老年人卧于舒适的体位，保证气道通畅，控制疼痛及减轻各种躯体症状等。最佳的睡眠姿势为右侧卧位，既可避免心脏受压，又有利于促进血液循环。

（四）加强心理护理

老年人入住养老机构时由于环境的陌生、角色的转换、疾病的折磨等，容易产生紧张、焦虑甚至恐惧的情绪，会严重影响睡眠。因此，护理员应加强与老年人沟通，及时发现和了解老年人的心理变化，与其共同讨论影响睡眠的原因，帮助其解决睡眠问题。当老年人感到焦虑、不安或失望时，不要强迫其入睡，这样会加重原有的失眠。如果老年人入睡困难，护理员应尽量转移其对失眠问题的注意力，指导其做一些放松活动来促进睡眠。

（五）尊重睡前习惯

满足老年人的睡前习惯是帮助其尽快入睡的重要前提。护理员应尊重老年人的睡眠习惯，做好就寝前的准备工作，如睡前沐浴或泡脚、阅读书报、听广播和音乐等，尽可能提供方便，以促进其入睡。保持老年人情绪稳定，不宜进行剧烈活动、观看或阅读兴奋或紧张的电视节目及书籍、饮用兴奋性饮料。

（六）合理安排治疗与护理活动

执行护理操作时应尽量集中，减少对老年人睡眠的干扰。常规的护理操作都应安排在白天，须夜间进行的操作应尽量间隔 90min，以保证一个正常睡眠周期所需要的时间不被打断。

（七）保证适当的活动或运动

白天积极参与各种有益的社会活动，坚持适当的户外运动或体育锻炼，将有助于入睡，改善睡眠质量。

（八）合理使用药物

护理员应注意观察老年人每日所服药物是否有引起睡眠障碍的不良反应。如有影响睡眠的药物，应及时与医生联系，根据情况给予更换。对一些失眠的老年人，可适当使用安眠药，但护理员必须对安眠药的种类、性能、应用方法、对睡眠的影响及不良反应有全面的了解，还应避免老年人长期使用，以防产生药物依赖。

素质拓展

任务实施

照料有睡眠障碍的老年人入睡的任务实施见表 1 - 43。

表 1 - 43 照料有睡眠障碍的老年人入睡的任务实施

任务实施	具体要求
沟通与评估	携用物进入房间，核对信息
	向老年人解释操作的任务、目的、时间、过程及配合方法，使其做好身心准备
	评估老年人的意识、心理状态、活动能力及配合度，了解老年人睡眠障碍的表现、睡眠习惯等
实施	根据老年人的表现及主诉确定引起睡眠障碍的原因
	与老年人确认引起睡眠障碍的原因
	根据原因制订改善措施
	告知改进措施，得到老年人的认同
	按照改善措施为老年人实施睡眠照护
	每日夜间注意观察老年人睡眠障碍的改善情况
	有效措施继续实施，无效措施及时调整，直至老年人睡眠情况得到有效改善
记录	记录老年人的睡眠情况，以及睡眠障碍的原因、改善措施、改善效果
注意事项	与老年人沟通时应主动、认真听取老年人诉说
	采取的措施应适合老年人的特点，切实可行
	及时评估措施的有效性，并根据实际情况进行调整

任务评价

照护入睡

任务5考核

学生自评见表1－44。

表1－44　学生自评

评价内容		评定				
参与态度	我认真参加每一次课堂活动、对每一次课堂活动保持浓厚的兴趣	A	B	C	D	E
		5	4	3	2	1
	我能积极学习各种相关知识，能主动查阅相关资料	A	B	C	D	E
		8	6	4	2	0
	我能发挥自身的优势，为小组提供必不可少的帮助，努力完成自己承担的任务	A	B	C	D	E
		10	8	6	4	2
协作精神	我能积极配合小组完成各种操作，服从安排	A	B	C	D	E
		10	8	6	4	2
	我能积极地与组内、组间成员相互讨论，能完整、清晰地表达想法，尊重他人的意见和成果	A	B	C	D	E
		10	8	6	4	2
	课堂中，我和大家能互相学习和帮助，促进共同进步	A	B	C	D	E
		5	4	3	2	1
创新和实践	我有浓厚的好奇心和探索欲望	A	B	C	D	E
		8	6	4	2	0
	在小组遇到问题时，我能提出合理的解决方法	A	B	C	D	E
		8	6	4	2	0
	课堂中，我能发挥个性特长，施展才华	A	B	C	D	E
		8	6	4	2	0
能力提高	课堂中，我能运用多种渠道收集信息	A	B	C	D	E
		8	6	4	2	0
	课堂中遇到问题不退缩，并能自己想办法解决	A	B	C	D	E
		10	8	6	4	2
	我与他人交往的能力提高了	A	B	C	D	E
		10	8	6	4	2
满分	100分	最终得分		学生签字		
总体体会	我的收获：					
	我的感受：					
	我还需要努力的地方：					
教学建议						

学生互评见表1-45。

表1-45 学生互评(参照全国养老护理职业技能大赛操作评分标准)

项目	分值	扣分原因	得分	备注
工作准备	10			
沟通解释评估	15			
关键操作技能	50			
健康教育	8			
评价照护效果	5			
对操作者综合评价	12			
打分人		实际得分		
操作建议				

教师评价见表 1－46。

表 1－46 教师评价

项目	过程考核	考核内容	分值	扣分原因	得分
课堂表现	认真听课，积极参与课堂活动，有独立的见解		10		
知识	课前	预习任务完成情况	5		
	课中	重、难点掌握情况	10		
	课后	课后作业完成情况	5		
能力	课前	预习技能探索	5		
	课中	技能操作掌握情况	10		
		小组团结合作情况	12		
		与老年人沟通能力	7		
		思维的条理性	4		
	课后	能力拓展完成情况、思维的创造性	10		
素养	能够尊老、敬老、爱老		8		
	具有人文关怀、安全意识		6		
	对待老年人有爱心、细心和耐心		4		
	能够保护老年人的隐私		4		
增值评价	通过学生自我评价、学生互评、企业导师评价探索学生增值评价		20		
打分人			实际得分		
操作建议					

企业导师评价见表 1－47。

表 1－47　企业导师评价

<table>
<tr><th>考核指标</th><th>考核项目</th><th>内容</th><th colspan="5">评定</th></tr>
<tr><td rowspan="2">知识能力</td><td rowspan="2">知识力</td><td rowspan="2">充分具备现任职务所要求的基础理论知识和实际业务知识</td><td>A</td><td>B</td><td>C</td><td>D</td><td>E</td></tr>
<tr><td></td><td></td><td></td><td></td><td></td></tr>
<tr><td rowspan="8">工作能力</td><td rowspan="2">理解力</td><td rowspan="2">能充分理解老年人的要求，干净利落地帮助其完成护理工作，不需要其反复强调</td><td>A</td><td>B</td><td>C</td><td>D</td><td>E</td></tr>
<tr><td></td><td></td><td></td><td></td><td></td></tr>
<tr><td rowspan="2">判断力</td><td rowspan="2">能充分理解老年人的意图，根据其现状，随机应变，恰当处理。是否具有护理员所要求的判断力，能够果断地作出正确决策</td><td>A</td><td>B</td><td>C</td><td>D</td><td>E</td></tr>
<tr><td></td><td></td><td></td><td></td><td></td></tr>
<tr><td rowspan="2">表达力</td><td rowspan="2">具备护理员所要求的表达力，并能进行一般联络及说明工作</td><td>A</td><td>B</td><td>C</td><td>D</td><td>E</td></tr>
<tr><td></td><td></td><td></td><td></td><td></td></tr>
<tr><td rowspan="2">交涉力</td><td rowspan="2">在和企业导师交涉时，是否具备使双方诚服接受同意或达成协商的交涉能力</td><td>A</td><td>B</td><td>C</td><td>D</td><td>E</td></tr>
<tr><td></td><td></td><td></td><td></td><td></td></tr>
<tr><td rowspan="6">工作态度</td><td rowspan="2">纪律性</td><td rowspan="2">能够遵守企业工作纪律和规章制度，是否做到不迟到、早退及不脱岗等</td><td>A</td><td>B</td><td>C</td><td>D</td><td>E</td></tr>
<tr><td></td><td></td><td></td><td></td><td></td></tr>
<tr><td rowspan="2">团队精神（协作性）</td><td rowspan="2">在工作中，是否考虑别人的处境，是否主动协助企业导师、同学和企业外人员做好工作；是否有意识地促使团队和谐</td><td>A</td><td>B</td><td>C</td><td>D</td><td>E</td></tr>
<tr><td></td><td></td><td></td><td></td><td></td></tr>
<tr><td rowspan="2">积极性</td><td rowspan="2">对分配的任务是否不讲条件，主动积极，尽量多做工作，主动进行改进</td><td>A</td><td>B</td><td>C</td><td>D</td><td>E</td></tr>
<tr><td></td><td></td><td></td><td></td><td></td></tr>
<tr><td colspan="2" rowspan="2">评定标准：A. 非常优秀，理想状态；B. 优秀，满足要求；C. 基本满足要求；D. 略有不足；E. 不能满足要求</td><td rowspan="2">分数换算：A. 9～10 分，B. 7～8 分，C. 5～6 分，D. 3～4 分，E. 0～2 分。最终得分：72～80 分为非常优秀，56～64 分为优秀，40～48 分为合格，32 分及以下为不合格</td><td colspan="2">评语</td><td colspan="3"></td></tr>
<tr><td colspan="2">考核人签字</td><td colspan="3"></td></tr>
</table>

项目2 基础照护

任务1 用药照护

任务引入

李某，女，83岁，退休干部，生活能自理。今天感觉浑身发冷，体温38.8℃，还有咳嗽、流鼻涕症状，护理员陪伴李某到门诊就医。医生诊断李某为上呼吸道感染，建议服用感冒冲剂，1袋/次，3次/天；布洛芬1粒（退热药物）；枇杷止咳露10mL 1次，3次/天，必要时服用。现需护理员正确协助李某服药，做好用药护理。

学习目标

一、知识目标

（1）了解老年人口服用药的种类和注意事项、用药后的不良反应、常见风险防范措施及多重用药的风险。

（2）掌握滴眼、耳、鼻等外用药的使用方法及注意事项。

二、能力目标

（1）掌握老年人口服用药的方法及用药后观察的要点，能根据医护人员要求正确给老年人喂药。

（2）能够为老年人使用滴眼、耳、鼻等外用药，并观察用药后的不良反应。

三、素质目标

工作态度严谨细致，有安全防护意识及急救意识。

任务1.1 为老年人喂口服药

任务准备

用药护理的任务准备见表2－1。

表2－1 用药护理的任务准备

任务准备	具体内容
环境准备	干净、宽敞、整洁、光线明亮，温、湿度适宜
护理员准备	穿着舒适，平卧于床上或者坐于轮椅上
老年人准备	服装整洁，用七步洗手法洗手
用物准备	治疗盘、水壶、水杯2个、汤匙1把、服药单1份、温开水及药物、记录单、笔、滴耳剂、滴眼剂、滴鼻剂、消毒棉球、干净纸、棉签、污物杯

知识准备

随着年龄的增长，老年人各系统、器官发生退行性变化，对体内外各种刺激的应答及适应能力降低，且老年人一人多病，常常同时使用多种药物治疗，容易发生药物相互作用。老年人的生理特点是记忆力减退，学习新事物的能力下降，对药物的治疗目的、服药时间、服药方法常不能正确理解。因此，老年人用药安全管理更应受到特别的重视。

一、不同口服药物剂型的正确服用方法

协助口服用药

（一）口含片和舌下含服片

口含片又称含片，多用于口腔及咽喉疾病，有局部消炎、杀菌、收敛、止痛等作用，如西瓜霜润喉片、草珊瑚含片等。

舌下含服片是药剂直接通过舌下毛细血管吸收，完成药物被机体吸收的过程，迅速到达全身而发挥作用。如硝酸甘油，舌下含服时，将药片放在舌下，闭嘴，利用唾液使药片溶解吸收。

（二）口服片剂

口服片剂是从口腔服下，经过肠道吸收而作用于全身或胃肠局部的片剂。口服片剂一般采用吞服，吞服时将完整的药物用温开水送服到胃内，在胃内或肠道中被吸收。需要注意的是，维生素类、助消化类、止咳糖浆类药物不宜用热水送服。

（三）口服胶囊

胶囊剂是将药物填装在空心硬质胶囊中，或密闭于弹性软质胶囊中制成的药剂，该制法可掩盖药物不良气味并提高药物稳定性。服用时，不能将胶囊破坏，应当整粒吞服。

（四）口服溶剂

口服溶剂多见于糖浆类药物，如急支糖浆、复方甘草合剂等。服用后，药物在病变咽喉部黏膜表面形成保护膜，不宜使用温开水送服。

药物剂型种类繁多，使用不当，不仅可能导致疗效降低，而且可能引起不良反应。因此，需要遵医嘱及说明书正确使用，以发挥药物的最大疗效，确保用药安全。

二、常用口服药用药后的观察要点、症状、防范措施

护理员要了解老年人的医疗诊断、病情，药物的治疗作用，可能出现的不良反应，通过询问老年人自我感觉及观察老年人行为，判断是否达到药物治疗的预期目标和是否出现的不良反应。注意看药物说明书，了解临床不良反应，熟悉药物的药理作用和相应的处理方法（表 2－2）。

表 2－2 常用口服药用药后的观察要点、症状、防范措施

慢性病类型	常用药物	观察要点	症状	防范措施
心血管系统	硝酸甘油、利血平	头晕、心慌、头痛、眩晕、面色苍白	心慌、头痛、眩晕、面色苍白	①停药，立即报告；②协助老年人平卧；③若发生心搏骤停，则立即进行心肺复苏，同时可给予吸氧；④加强观察和照顾，做好动态观察、记录及保暖
呼吸系统	止咳糖浆、蛇胆川贝液	痰液的色、量、气味和有无咯血等肉眼可见的变化	支气管哮喘、呼吸困难	
消化系统	奥美拉唑	食欲，恶心、呕吐程度，腹痛、腹泻、发热症状	恶心、呕吐、腹痛、腹泻、发热症状	
泌尿系统	利尿剂、氢氯噻嗪	有无脱水、低血钾	血尿、排尿困难、尿频、尿急	
血液系统	—	观察老年人贫血的程度，有无头晕、耳鸣、疲乏等	头晕、耳鸣、疲乏无力、活动后心悸、气短	
内分泌系统	二甲双胍	有无低血糖反应	心慌、出汗等低血糖反应	
风湿性	—	关节僵硬程度、活动受限程度	关节僵硬、活动受限	
神经系统	安眠药	有无嗜睡、四肢无力、神志模糊、口齿不清及大、小便失禁	头晕、头痛、失眠、手颤、昏迷、抽搐及大、小便失禁	

任务实施

素质拓展

喂口服药

为老年人喂口服药的任务实施见表2-3。

表2-3 为老年人喂口服药的任务实施

任务实施	具体要求
沟通与评估	携用物进入房间,核对信息
	评估老年人的意识、心理状态、活动能力、配合度及口腔情况等。核对老年人姓名、药名、给药途径、给药方法、给药时间、药品质量和有效期
	向老年人说明服药的目的,并取得配合,使其做好身心准备
实施	根据医嘱备药,杯中倒好温水200mL,协助老年人取舒适体位,嘱其先喝一小口水润湿口腔、咽喉,递药,看着其饮水服下,嘱其多喝水
	服用糖浆前,先检查药液有无变质,再将药摇匀,服用液体药时要用量杯。为了保持药效,请于服药15min后喝水,30min后再完全躺下,卧床休息
整理与记录	观察、询问并记录服药后的感受
	整理用物,将水杯、药杯冲洗干净,浸泡消毒,晾干,放回原处备用。垃圾分类放置
	做好记录
注意事项	照护老年人服药,不得私自增减药量或停药
	查对给药途径、剂量、浓度、时间、服药人
	用药后若发现异常,应及时报告医护人员或协助就诊
	吞咽困难者,根据药物说明书,或者咨询医护人员决定是否可以将药物切割成小块或者研碎服用
	观察口服用药后的疗效和不良反应,做好记录

任务1.2 为老年人使用外用药

知识准备

一、滴眼剂的使用

滴眼剂是指将药物制成供滴眼用的溶液。一般眼膏和眼用凝胶也属于滴眼剂的范畴,主要由眼结膜直接吸收。

(1)滴眼剂属于灭菌制剂,由角膜直接吸收,因此,护理员要注意手部卫生。

(2)核对老年人姓名、药品名称、给药途径、给药用法、给药时间、药品质量和有效期。确认是左还是右眼，或是双眼滴眼药液。

(3)清洁眼部：清洗眼部分泌物，告知老年人如何配合。

(4)注意防止交叉感染，两眼都滴药时，先滴健眼、后滴患眼(先滴病情轻、后滴病情重)。

(5)操作过程中注意瓶塞口、瓶口不可触及任何东西，以免污染药液。

(6)多种药物同时使用时，应间隔 5～10min。

(7)有些药液经角膜吸收后可引起心血管系统和呼吸系统中毒，要注意观察全身反应。

二、眼膏的使用

为了增加眼部用药与眼表结构的接触时间，可选用眼膏。在角膜受损时用眼膏可起到润滑和衬垫作用，能有效减轻眼部的刺激症状。

(1)上药前，先将瓶口消毒，用消毒过的剪刀剪开瓶口，要少剪一些，只许露出 1 个小孔。

(2)上药后，应将眼药瓶瓶盖盖紧，置于通风、阴凉处保存。

三、滴耳剂的使用

滴耳剂是用于耳道内的液体制剂，主要用于耳道感染或疾病的局部治疗。

(1)用棉签将耳道分泌物反复清洗干净，用干棉签拭干，以保证疗效。

(2)滴药时将药瓶在手中握一会儿，当药液温度与体温接近时摇匀后使用，每次用药 5～10 滴，2 次/天。

(3)用药后轻轻抚揉，按压耳郭，使药液进入中耳，按压耳屏数次，保持原位 3～5min，以免药液流出，再滴另外一耳。

(4)注意观察老年人滴药后是否有刺痛或灼烧感，通常连续用药 3d，若患耳仍感疼痛，应停药就医。

四、滴鼻剂的使用

(1)滴药前若鼻内有干痂，要用干净棉签蘸温盐水浸软，清除鼻痂后再滴药。

(2)滴药前先让老年人吸气，取仰卧位，头向后伸仰，鼻孔向上，使药液尽量达到较深部位，充分发挥药液作用，每次滴药 2 或 3 滴。瓶壁不可碰到鼻黏膜。

(3)滴药完毕，仰头平卧 1～2min，用手指轻轻揉按鼻翼两侧，使药液均匀分布到鼻黏膜上，询问并观察老年人有无不适。若无不适，再坐起。

(4)如果药物进入口腔，嘱老年人吐出并漱口。

任务实施

为老年人滴眼、滴耳、滴鼻的任务实施见表 2-4。

表 2-4　为老年人滴眼、滴耳、滴鼻的任务实施

任务实施	具体要求
沟通与评估	携用物进入房间，核对信息
	评估老年人的意识、心理状态、活动能力及配合度等。核对老年人姓名、药名、给药途径、给药方法、给药时间、药品质量和有效期，确定滴药部位
	向老年人说明服药的目的及配合方法，以取得配合，使其做好身心准备
实施	使用滴眼剂：协助老年人取仰卧位或坐位，嘱其头略后仰，眼睛向上看，用棉签拭净眼部分泌物。悬滴药液。协助老年人抬头，左手（或者用干净棉签）向下轻轻拉下眼睑并固定。右手持眼药水瓶摇匀，距眼 2～3cm，将眼药水滴入结膜内 1 或 2 滴。轻提上眼睑，使结膜囊内充盈药液。嘱老年人轻轻闭上眼睛 1～2min，用手轻压眼内角，转动眼球，用棉签拭去外溢药液，将其放入污物杯内
	使用滴耳剂：协助老年人取侧卧位或坐位，头偏向一侧，使患侧耳在上，健侧耳在下。用棉签将耳道分泌物反复清洗干净，用干棉签拭干，以保证疗效。滴药时将药瓶在手中握一会儿，当药液温度与体温接近时摇匀后使用。左手将老年人耳郭向后上方牵拉，使耳道变直，右手持药瓶，掌根轻置于耳旁，将药液沿耳道后壁滴入耳道，每次用药 5～10 滴。轻揉耳郭。协助老年人轻压耳屏，使药液充分进入中耳，保持原位 3～5min，以避免药液流出，再滴另外一耳
	使用滴鼻剂：①清洁鼻腔，协助老年人取坐位，排出鼻腔内分泌物，如果鼻腔内有干痂，用干净棉签蘸温盐水浸软，取出并擦拭干净再滴药。②滴入药液，先让老年人吸气，取仰卧位，头向后伸仰，鼻孔向上，使药液尽量达到较深部位，充分发挥药效，每次滴药 2 或 3 滴。瓶壁不可碰到鼻黏膜。③轻揉鼻翼，滴药完毕，仰头平卧 1～2min，用手指轻轻揉按鼻翼两侧，使药液均匀分布到鼻黏膜上，询问并观察老年人有无不适。若无不适，再坐起
整理与记录	整理药瓶，放回原处，清理污物，垃圾分类放置
	观察、询问并记录服药后的感受
	做好记录
注意事项	使用滴眼剂前应先摇匀药液
	滴眼液时动作应轻柔，避免损伤角膜
	白天宜用滴眼剂，临睡前应用眼膏涂敷，这是因为眼膏不影响生活且药物附着角膜时间长，可保持有效浓度
	眼、鼻滴药后保持仰卧位 1～2min，以利于药物吸收
	老年人耳聋、耳道不通或者耳膜穿孔时，不应使用滴耳剂
	用药期间发现异常时，及时报告医护人员或协助就诊
	观察用药后的疗效和不良反应，做好记录

任务评价

学生自评见表2－5。

使用滴眼药

使用滴耳剂　使用滴鼻剂

任务1考核

表2－5　学生自评

评价内容		评定				
参与态度	我认真参加每一次课堂活动、对每一次课堂活动保持浓厚的兴趣	A	B	C	D	E
		5	4	3	2	1
	我能积极学习各种相关知识，能主动查阅相关资料	A	B	C	D	E
		8	6	4	2	0
	我能发挥自身的优势，为小组提供必不可少的帮助，努力完成自己承担的任务	A	B	C	D	E
		10	8	6	4	2
协作精神	我能积极配合小组完成各种操作，服从安排	A	B	C	D	E
		10	8	6	4	2
	我能积极地与组内、组间成员相互讨论，能完整、清晰地表达想法，尊重他人的意见和成果	A	B	C	D	E
		10	8	6	4	2
	课堂中，我和大家能互相学习和帮助，促进共同进步	A	B	C	D	E
		5	4	3	2	1
创新和实践	我有浓厚的好奇心和探索欲望	A	B	C	D	E
		8	6	4	2	0
	在小组遇到问题时，我能提出合理的解决方法	A	B	C	D	E
		8	6	4	2	0
	课堂中，我能发挥个性特长，施展才华	A	B	C	D	E
		8	6	4	2	0
能力提高	课堂中，我能运用多种渠道收集信息	A	B	C	D	E
		8	6	4	2	0
	课堂中遇到问题不退缩，并能自己想办法解决	A	B	C	D	E
		10	8	6	4	2
	我与他人交往的能力提高了	A	B	C	D	E
		10	8	6	4	2
满分	100分	最终得分		学生签字		
总体体会	我的收获：					
	我的感受：					
	我还需要努力的地方：					
教学建议						

学生互评见表2-6。

表2-6 学生互评(参照全国养老护理职业技能大赛操作评分标准)

项目	分值	扣分原因	得分	备注
工作准备	10			
沟通解释评估	15			
关键操作技能	50			
健康教育	8			
评价照护效果	5			
对操作者综合评价	12			
打分人		实际得分		
操作建议				

教师评价见表2－7。

表2－7 教师评价

<table>
<tr><th>项目</th><th>过程考核</th><th>考核内容</th><th>分值</th><th>扣分原因</th><th>得分</th></tr>
<tr><td>课堂表现</td><td colspan="2">认真听课，积极参与课堂活动，有独立的见解</td><td>10</td><td></td><td></td></tr>
<tr><td rowspan="3">知识</td><td>课前</td><td>预习任务完成情况</td><td>5</td><td></td><td></td></tr>
<tr><td>课中</td><td>重、难点掌握情况</td><td>10</td><td></td><td></td></tr>
<tr><td>课后</td><td>课后作业完成情况</td><td>5</td><td></td><td></td></tr>
<tr><td rowspan="6">能力</td><td>课前</td><td>预习技能探索</td><td>5</td><td></td><td></td></tr>
<tr><td rowspan="4">课中</td><td>技能操作掌握情况</td><td>10</td><td></td><td></td></tr>
<tr><td>小组团结合作情况</td><td>12</td><td></td><td></td></tr>
<tr><td>与老年人沟通能力</td><td>7</td><td></td><td></td></tr>
<tr><td>思维的条理性</td><td>4</td><td></td><td></td></tr>
<tr><td>课后</td><td>能力拓展完成情况、思维的创造性</td><td>10</td><td></td><td></td></tr>
<tr><td rowspan="4">素养</td><td colspan="2">能够尊老、敬老、爱老</td><td>8</td><td></td><td></td></tr>
<tr><td colspan="2">具有人文关怀、安全意识</td><td>6</td><td></td><td></td></tr>
<tr><td colspan="2">对待老年人有爱心、细心和耐心</td><td>4</td><td></td><td></td></tr>
<tr><td colspan="2">能够保护老年人的隐私</td><td>4</td><td></td><td></td></tr>
<tr><td>增值评价</td><td colspan="2">通过学生自我评价、学生互评、企业导师评价探索学生增值评价</td><td>20</td><td></td><td></td></tr>
<tr><td>打分人</td><td colspan="2"></td><td>实际得分</td><td colspan="2"></td></tr>
<tr><td>操作建议</td><td colspan="5"></td></tr>
</table>

企业导师评价见表 2 - 8。

表 2 - 8　企业导师评价

<table>
<tr><th>考核指标</th><th>考核项目</th><th>内容</th><th colspan="5">评定</th></tr>
<tr><td rowspan="2">知识能力</td><td rowspan="2">知识力</td><td rowspan="2">充分具备现任职务所要求的基础理论知识和实际业务知识</td><td>A</td><td>B</td><td>C</td><td>D</td><td>E</td></tr>
<tr><td></td><td></td><td></td><td></td><td></td></tr>
<tr><td rowspan="8">工作能力</td><td rowspan="2">理解力</td><td rowspan="2">能充分理解老年人的要求，干净利落地帮助其完成护理工作，不需要其反复强调</td><td>A</td><td>B</td><td>C</td><td>D</td><td>E</td></tr>
<tr><td></td><td></td><td></td><td></td><td></td></tr>
<tr><td rowspan="2">判断力</td><td rowspan="2">能充分理解老年人的意图，根据其现状，随机应变，恰当处理。是否具有护理员所要求的判断力，能够果断地作出正确决策</td><td>A</td><td>B</td><td>C</td><td>D</td><td>E</td></tr>
<tr><td></td><td></td><td></td><td></td><td></td></tr>
<tr><td rowspan="2">表达力</td><td rowspan="2">具备护理员所要求的表达力，并能进行一般联络及说明工作</td><td>A</td><td>B</td><td>C</td><td>D</td><td>E</td></tr>
<tr><td></td><td></td><td></td><td></td><td></td></tr>
<tr><td rowspan="2">交涉力</td><td rowspan="2">在和企业导师交涉时，是否具备使双方诚服接受同意或达成协商的交涉能力</td><td>A</td><td>B</td><td>C</td><td>D</td><td>E</td></tr>
<tr><td></td><td></td><td></td><td></td><td></td></tr>
<tr><td rowspan="6">工作态度</td><td rowspan="2">纪律性</td><td rowspan="2">能够遵守企业工作纪律和规章制度，是否做到不迟到、早退及不脱岗等</td><td>A</td><td>B</td><td>C</td><td>D</td><td>E</td></tr>
<tr><td></td><td></td><td></td><td></td><td></td></tr>
<tr><td rowspan="2">团队精神
（协作性）</td><td rowspan="2">在工作中，是否考虑别人的处境，是否主动协助企业导师、同学和企业外人员做好工作；是否有意识地促使团队和谐</td><td>A</td><td>B</td><td>C</td><td>D</td><td>E</td></tr>
<tr><td></td><td></td><td></td><td></td><td></td></tr>
<tr><td rowspan="2">积极性</td><td rowspan="2">对分配的任务是否不讲条件，主动积极，尽量多做工作，主动进行改进</td><td>A</td><td>B</td><td>C</td><td>D</td><td>E</td></tr>
<tr><td></td><td></td><td></td><td></td><td></td></tr>
<tr><td colspan="2" rowspan="2">评定标准：A. 非常优秀，理想状态；B. 优秀，满足要求；C. 基本满足要求；D. 略有不足；E. 不能满足要求</td><td rowspan="2">分数换算：A. 9～10 分，B. 7～8 分，C. 5～6 分，D. 3～4 分，E. 0～2 分。最终得分：72～80 分为非常优秀，56～64 分为优秀，40～48 分为合格，32 分及以下为不合格</td><td colspan="2">评语</td><td colspan="3"></td></tr>
<tr><td colspan="2">考核人签字</td><td colspan="3"></td></tr>
</table>

能力拓展

《中华人民共和国老年人权益保障法》的相关要求

为了保障老年人合法权益，发展老龄事业，弘扬中华民族敬老、养老、助老的美德，根据宪法，制定本法，本法所称老年人是指六十周岁以上的公民。本法自 2013 年 7 月 1 日起施行。

本法主要包含家庭赡养与抚养，赡养人应当履行对老年人经济上供养、生活上照料和精神上慰藉的义务，照料老人的特殊需要。赡养人应当使患病的老年人及时得到治疗和护理；对经济困难的老年人，应当提供医疗费用。赡养人应当妥善安排老年人的住房，不得强迫老年人居住或者迁居条件低劣的房屋。家庭成员应当关心老年人的精神需求，不得忽视、冷落老年人。赡养人不得以放弃继承权或者其他理由，拒绝履行赡养义务。赡养人不履行赡养义务，老年人有要求赡养人付给赡养费等权利。

老年人的婚姻自由受法律保护。子女或者其他亲属不得干涉老年人离婚、再婚及婚后的生活。赡养人的赡养义务不因老年人的婚姻关系变化而消除。

老年人对个人的财产，依法享有占有、使用、收益和处分的权利，子女或者其他亲属不得干涉，不得以窃取、骗取、强行索取等方式侵犯老年人的财产权益。

老年人与配偶有相互扶养的义务。由兄、姐扶养的弟、妹成年后，有负担能力的，对年老无赡养人的兄、姐有扶养的义务。

赡养人、扶养人不履行赡养、扶养义务的，基层群众性自治组织、老年人组织或者赡养人、扶养人所在单位应当督促其履行。

积极应对人口老龄化是国家的一项长期战略任务。国家和社会应当采取措施，健全保障老年人权益的各项制度，逐步改善保障老年人生活、健康、安全以及参与社会发展的条件，实现老有所养、老有所医、老有所为、老有所学、老有所乐。

任务 2　风险应对

任务描述

王某，男，80 岁，居住在养老院。因不小心吞下一大块鸡肉而导致噎食。他开始大声咳嗽，并感到“胸口很堵”。经过护理员的协助，他最终成功咳出鸡肉。请护理员为王某制订发生噎食的应对措施。

学习目标

一、知识目标

掌握噎食/误吸、烫伤、跌倒、走失等常见风险的识别、预防及应对措施。

二、技能目标

(1)掌握噎食/误吸、烫伤、跌倒、走失等常见风险的评估方法,能制订出风险预防的措施。
(2)掌握急救处理方法,能对发生风险的老年人进行照护并进行风险分析。

三、素质目标

工作态度严谨细致,有安全防护意识、预警意识及急救意识。

任务准备

老年人意外急救的任务准备见表2-9。

表2-9 老年人意外急救的任务准备

任务准备	具体内容
环境准备	温、湿度适宜,光线明亮,空气清新
护理员准备	着装整齐,修剪指甲,戴好口罩,具备相关急救知识并迅速到达现场
老年人准备	明确任务,能够积极配合
物品准备	烫伤膏、凉水、水盆、毛巾、记录单、笔、三角巾、棉垫、消毒棉球、止血带、绷带等

任务2.1 噎食/误吸

噎食

知识准备

噎食是指食物堵塞咽喉部或卡在食道的第一狭窄处,甚至误入气道导致窒息、死亡;误吸指进食(或非进食)时,在吞咽过程中有数量不一的食物、口腔内分泌物等进入声门以下的气道,而不是全部随吞咽动作顺利进入胃内。

老年人神经反射衰退、吞咽肌群不协调、消化功能减退、咀嚼困难、唾液分泌减少是导致噎食/误吸的主要原因;不良/不正确的进食习惯也是引发噎食/误吸的原因,如口中食物过多、食物块大，边吃边笑、边进食边饮水，糊状食物过稀，食物滑溜、黏性高等。

一、噎食/误吸的风险因素

噎食/误吸的风险因素见表2-10。

表2-10 噎食/误吸的风险因素

类型	形成原因
生理功能	吞咽功能异常、咽反射减弱、咳嗽反射减弱
既往史	有误吸史，有脑血管病、阿尔茨海默病、帕金森病、慢性阻塞性肺疾病、反流性食管炎、肺出血性疾病、食道出血性疾病等病史
医源性因素	人工气道的建立、大量镇静药应用、鼻饲喂养等
其他因素	老年人或照顾者认知不足或无认知，不良的饮食习惯

二、噎食/误吸的风险评估

（一）吞咽功能评定量表

吞咽功能评定量表是根据洼田饮水试验制订而来，对确认存在噎食/误吸风险因素者，宜使用吞咽功能评定量表来判断吞咽功能异常程度（表2-11）。

表2-11 吞咽功能评定量表

床号： 姓名： 性别： 年龄：

类别	风险级别	洼田饮水分级	内容
吞咽功能正常	无风险	1级	5s内，能顺利地1次将水咽下
可疑吞咽功能异常	低风险	1级	5s以上，能顺利地1次将水咽下
		2级	分2次以上，能不呛咳地咽下
吞咽功能异常	中风险	3级	能1次咽下，但有呛咳
		4级	分2次以上咽下，但有呛咳
吞咽功能极度异常	高风险	5级	频繁呛咳，不能全部咽下
吞咽功能级别			
评估者签名		评估日期	年 月 日

注：①本表适用于意识清楚并能按指令完成试验的老年人；②评定时要求老年人端坐，喝下30mL温开水，观察所需时间和呛咳情况。

注意事项：进行试验时，指导老年人饮水，但不要告知是在测试，以免因紧张而影响结果分级；测试时喂水的剂量要准确，根据老年人平时呛咳情况决定饮水的方法，以免引起不适或误吸。

（二）噎食/误吸风险评估量表

噎食/误吸风险评估量表主要从年龄、神志、痰，合并阿尔茨海默病、脑血管意外、重症肌无力、帕金森病，饮食，体位，饮水实验，人工气道机械通力等几个方面进行评估（表 2－12）。

表 2－12 噎食/误吸风险评估量表

评价内容	评价计分标准			评估结果
	1 分	2 分	3 分	
年龄	10—49 岁	50—80 岁	＞80 岁或＜10 岁	
神志	清醒	清醒＋镇静	昏迷	
痰	少	多＋稠	多＋稀薄	
合并阿尔茨海默病、脑血管意外、重症肌无力、帕金森病	无	1 种	1 种以上	
饮食	禁食	普食	流质或半流质	
体位	半卧≥30°	半卧＜30°	平卧	
洼田饮水试验	1 级	2 级	3 级及以上	
人工气道机械通气	无	有	/	
总分				
评价标准：10—12 分为低度危险；13—18 分为中度危险；19—23 分为重度危险				
评估者签名：		评估日期	年　月　日	

三、噎食/误吸风险的防控措施

（一）根据吞咽功能评估结果指导饮食（表 2－13）

表 2－13 根据吞咽功能评估结果指导饮食

类别	风险级别	测试结果	干预措施	饮食指导
正常	无风险	5s 内 1 次完成饮水	无须处理	软质/细碎饮食
可疑	低风险	5s 以上 1 次完成饮水		
		2 次以上，能不呛咳地咽下	无须处理	软质/细碎饮食

续表

类别	风险级别	测试结果	干预措施	饮食指导
异常	中风险	能1次咽下,但有呛咳	指导自行吞咽功能训练	细碎/细泥饮食
		2次以上咽下,但有呛咳	吞咽功能训练及指导	细泥饮食
极度异常	高风险	频繁呛咳,不能全部咽下	留置胃管	鼻饲饮食

(二)进餐护理要求

(1)为老年人提供的饮食要以软食、半流食、流食为主,以便于老年人咀嚼。尽量不吃花生米、汤圆等易噎食的食品,如吃鸡蛋,应把皮剥掉掰开再给老年人吃,或改做成鸡蛋羹。

(2)老年人进餐时宜取坐位或半卧位,头部轻度前倾。对颈、胸、腰部骨折或手术等不能采取坐位或半卧位的老年人,可协助其取侧卧位。

(3)老年人进餐前宜先喝水或汤,湿润口腔,以利于食物下咽。

(4)老年人进餐时宜专注,进餐中不要讲话、看电视,并控制进餐速度,每口食物不宜过多,出现呛咳时应立即停止。

(5)老年人进餐后应保持原进食体位30min以上。

(6)老年人进餐后保持口腔清洁,防止口腔内食物残留。

(7)对一侧舌肌瘫痪、失语但是能够吞咽的老年人,应协助进餐,并把食物放在健侧,以利于吞咽。

(8)吞咽困难的老年人要进行“空吞咽”,即让老年人吃一口,咽一口,再空咽一口,然后再吃第二口。要确定老年人两颊之内没有食物后才能喂第二口。

(9)对严重吞咽功能障碍、不能经口进食及意识障碍的老年人,应给予管饲喂养。

(10)对家属带来的食品集中管理,定点发放,不要让老年人私存食品。

(三)管饲护理要求

(1)管饲喂食前,协助老年人取半卧位,无禁忌证时,床头抬高不应小于30°。

(2)管饲喂食前,应确定胃管在胃内且通畅。

(3)观察老年人在管饲喂食中的反应,若出现咳嗽、发绀、呼吸困难等情况,应立即停止鼻饲并报告医生,必要时给予吸痰。

(4)喂食量应由少到多,速度由慢到快,喂食前后给予温水冲管,喂食后保持进食体位30min。

(5)为持续管饲喂食的老年人翻身、吸痰时,应暂停营养液滴注。

四、噎食/误吸的识别

(1)气道不完全阻塞:突然剧烈地呛咳、气急、喘息,呼吸困难、吸气时可以听到高调声音。

(2)气道完全阻塞:面色青紫,口唇青白,不能说话、咳嗽、呼吸。

(3)气道特殊表现:手呈“V”形紧贴于喉部,表情痛苦。

五、噎食/误吸的应对

(1)老年人发生噎食/误吸时,应立即抢救并报告医生。

(2)出现呼吸受阻时,应立即指导并协助老年人有效咳嗽或用手指抠出异物,并解开老年人的衣领,保持呼吸道通畅。

(3)应视情况给予不同的急救措施,如刺激舌根部法、拍打法、海姆立克急救法等。

(4)对心搏骤停的老年人,应立即进行心肺复苏。

(5)如噎食/误吸没有缓解,应拨打“120”,送医院救治,同时通知相关第三方。如噎食/误吸风险解除,继续观察 30min,无异常后恢复正常照护。

素质拓展

任务实施

老年人发生噎食/误吸的急救及报告的任务实施见表 2-14。

表 2-14 老年人发生噎食/误吸的急救及报告的任务实施

任务实施	具体要求
情境判断	老人正在进食状态
	突然表情痛苦,不能说话,左手按住颈部,并用手指向自己的口腔
评估与准备	护理员立刻赶到老年人身旁,大声呼叫医护人员,同时评估老年人噎食、误吸的程度,根据程度选择适宜的急救方法
	用手迅速抠出老年人口咽部积聚的食团
	迅速解开老年人的衣领
实施急救	1. 拍背法:①站在老年人身体的侧后位,请老年人低头,位于或低于胸部水平位置;②一手放置于老年人胸部托扶,另一手适度用力,连续 4~6 次急促叩击老年人背部,通过振动和重力使异物排出。 2. 海姆立克急救法(意识清醒老年人):①协助老年人取立位或坐位,站在老年人身后,让老年人低头张嘴,双臂环抱老年人,一手握拳,使拇指掌指关节突出点顶住老年人腹部正中线脐上部位,另一手的手掌压在拳头上,连续快速向内、向上冲击 6~10 次,直至食团喷出;②安抚老年人坐下休息,告知老年人进餐时小口进食,不要着急,询问老年人是否还有不适,确认老年人呼吸通畅,面色转红润;③必要时,及时协助老年人就医。 3. 海姆立克急救法(卧位或昏迷倒地的老年人):①协助老年人取仰卧位,两腿骑跨在老年人大腿外侧,双手叠放于手掌根,顶住腹部(脐上方),连续快速地向内、向上冲击,食物(或异物)被冲出时,迅速清理口腔;②确认老年人呼吸通畅,面色转红润;③必要时,及时协助老年人就医

续表

项目	操作方法
效果观察	观察老年人的情绪，嘱其放松，不用紧张
	观察老年人是否还有不适，必要时，进一步寻求医生帮助
记录与交接班	用七步洗手法洗手
	记录并报告老年人噎食发生的时间、表现
	记录急救实施措施和过程
	做好交班
注意事项	老年人发生噎食、误吸时，应就地抢救，分秒必争
	实施海姆立克急救法时，用力适度，以免造成肋骨骨折或内脏损伤
	护理员要有预警意识，向老年人进行案例宣讲，提醒老年人小口进食，不要着急，不要大声说话、嬉笑，以防发生吸食、误吸

任务 2.2　烫伤

知识准备

烫伤是指由热力（包括高温气体、高温液体、蒸汽等）所引起的组织损伤，主要是指皮肤、黏膜损伤，严重者可伤及皮下组织。

烫伤的概念、分类及处理原则

一、烫伤的常见风险因素

烫伤的常见风险因素见表 2－15。

表 2－15　烫伤的常见风险因素

类型	形成原因
生理功能	意识模糊，温度觉、痛觉减弱，有视力障碍，生活部分不能自理
既往史	有烫伤史，有阿尔茨海默病、帕金森病、糖尿病、脑卒中偏瘫等病史
环境	设施设备放置位置不合理
医源性因素	热物理治疗仪器、药物热疗、取暖器或热水袋等使用方法不正确
其他因素	老年人或照顾者认知不足或无认知，洗漱、沐浴水温过高

二、烫伤的风险评估

老年人烫伤风险评估表见表 2-16。

表 2-16 老年人烫伤风险评估表

床号： 姓名： 性别： 年龄：

评估危险因子		分值		得分
		是	否	
年龄≥70 岁		1 分	0 分	
意识模糊、烦躁、嗜睡、昏迷等		1 分	0 分	
使用镇静催眠剂		1 分	0 分	
生活不能自理		1 分	0 分	
房间有暖水瓶等		1 分	0 分	
进行热疗操作		1 分	0 分	
热疗中无陪伴		1 分	0 分	
使用约束用具		1 分	0 分	
评估分值				
评估结果		0 分为低风险，1—3 分为中风险，≥4 分为高风险		
评估者签名		评估日期	年 月 日	

三、烫伤风险的防控措施

（1）患有阿尔茨海默病、帕金森病、糖尿病或行动不便、卧床的老年人，应有专人护理。

（2）高温环境或设施设备应设置明显的“高温或烫伤危险”安全警示标识，工作人员应熟知高温风险区域和部位。

（3）高温环境或设施设备应有防烫伤的防护措施，避免老年人触碰高温设施设备和物品，如开水炉、烤灯、高温消毒餐具、加热后的器皿等。

（4）避免老年人饮用、进食高温饮食，管饲喂养温度宜控制在 38～40℃，灌肠前应先测量灌肠液的温度。

（5）老年人洗漱、沐浴前应调节好水温，水温不宜过高，宜控制在 40℃左右。沐浴时，先放冷水，再放热水。

（6）严禁老年人自行冲泡热水袋，感觉功能障碍者慎用热水袋。使用热水袋时，必须在其外装保护外套，并用布或毛巾包裹。热水袋水温不应超过50℃。使用前排尽热水袋内的空气，倒提，确保无漏水。

(7)在使用取暖物的过程中，要密切观察老年人的皮肤是否出现红肿、水疱等情况，防止高温烫伤。

(8)使用各种热物理治疗仪器时，应按说明书要求保持安全距离。老年人出现谵妄、烦躁不安、不合作时，应在专人陪护下进行治疗。

四、烫伤的识别

(1)判断老年人身边是否有高温物品。

(2)注意观察烫伤后的表现，辨别烫伤程度。

Ⅰ度：疼痛明显，皮肤变红，无水疱，1周左右可自行愈合，无瘢痕形成。

浅Ⅱ度：疼痛剧烈，皮肤形成水疱，疱大皮薄，基底面潮红，2周左右愈合，无瘢痕形成，但有色素沉着。

深Ⅱ度：痛觉迟钝，有水疱，疱小皮厚，基底面苍白或红白相间，3～4周愈合，有瘢痕形成。

Ⅲ度：感觉消失，损伤较深，可达骨骼、无水疱，形成焦痂，常需植皮。

五、烫伤的应对

(1)老年人发生烫伤时，应立即脱离热源。

(2)观察烫伤情况，初步确定烫伤级别，及时报告医生并告知相关第三方。

(3)烫伤的处理原则：①Ⅰ度烫伤的，立即进行处理，在水龙头下用冷水持续冲洗烫伤处或持续在不低于5℃的冷水中浸泡30min，为烫伤处降温；待烫伤部位降温后，小心除去覆盖在烫伤处的衣物，以免身上衣物等与伤口黏结；对无法直接冲洗和浸泡的部位，给予冷水毛巾湿敷或用毛巾包裹冰块冷敷，时间一般不超过30min。②属于Ⅱ度烫伤或Ⅲ度烫伤的，应立即就医，不应在创面上涂抹药物。

Ⅰ度烫伤急救

任务实施

老年人烫伤应急处理的任务实施见表2-17。

表2-17 老年人烫伤应急处理的任务实施

项目	操作方法
操作准备	老年人：发生烫伤
	护理员准备：具备烫伤知识并迅速到达现场
	用物准备：烫伤膏、凉水、水盆、毛巾、记录单、笔等

续表

项目	操作方法
沟通与评估	携用物至床旁，核对信息
	评估老人的意识状态，配合程度
应急处理	协助老年人在烫伤发生后迅速远离热源
	对创面进行降温处理。对Ⅰ度烫伤(皮肤红斑、干燥、灼痛、无水疱)，应立即将创面浸在凉水中进行冷疗，以起到降温、减轻余热损伤、肿胀、止痛、防止起疱等作用
	涂抹烫伤膏或万花油，切忌给创面涂抹牙膏、酱油、肥皂等，以防感染
	经冷疗一定时间后，如果仍疼痛难忍且伤处长起了水疱，说明是Ⅱ度烫伤。这时不要弄破水疱，应迅速送老年人去医院治疗
	对Ⅲ度(伤及皮肤全层，甚至可深达皮下、肌肉或骨骼等)烫伤者，应立即用清洁的被单或衣服简单包扎，避免污染和再次损伤。创面不要涂抹药物，如紫药水或膏类药物，要保持清洁并迅速送老年人去医院治疗
	使用保暖设备发生低温烫伤后，即使疼痛不明显或无痛感，创面的面积较小，也要及时报告医护人员，以便及时处理
	老年人发生烫伤后，要及时上报并进行不良事件分析，并提出预防改进措施
整理与记录	整理用物
	垃圾分类放置
	七步洗手法洗净双手
	记录老年人的烫伤时间、皮肤情况及处置措施
注意事项	老年人发生烫伤后，要及时进行不良事件分析，避免类似事件再次发生
	定时观察烫伤皮肤，避免感染

任务 2.3　跌倒

跌倒的概念及预防

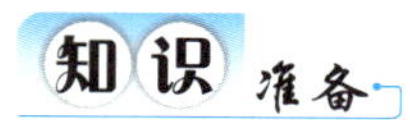

跌倒是指平地行走时摔倒在地或从稍高处摔倒在地的现象，是老年人常见的问题之一。跌倒最常见的发生场所在室内，如浴室、卧室此外，室外如街沿和楼梯也是较为常见的场

所。由于老年人肌肉和骨骼功能老化，对跌倒的应激能力下降，跌倒常对老年人的健康带来一系列影响，轻者可导致软组织损伤、关节脱臼和骨折，重者可导致意识丧失、肢体瘫痪，甚至危及生命。跌倒及其产生的后果严重威胁着老年人的健康、日常活动及独立生活能力。

一、跌倒的风险因素

跌倒的风险因素见表 2-18。

表 2-18 跌倒的风险因素

类型	形成原因
生理功能	视力障碍、眩晕症、记忆力和注意力减退、肢体功能障碍、双下肢虚弱乏力和自控体位能力下降等
既往史	有跌倒史，患有高血压、心脑血管病、糖尿病、帕金森病、骨质疏松症、骨关节病、阿尔茨海默病、直立性低血压、精神疾病等
药物应用	使用镇静催眠药、降压药、降糖药、抗凝药、抗精神疾病药等
环境	地面不平、湿滑、有障碍物；灯光昏暗或刺眼等
其他因素	老年人或照顾者认知不足或无认知：手杖、助步器、轮椅使用不当；着装过于肥大；未穿防滑鞋等

二、跌倒的风险评估

（一）综合评估

综合考虑引起老年人跌倒的危险因素，可以用各种量表全面评估老年人的跌倒风险。常用的量表有以下几种。

（1）Morse 跌倒风险评估量表：包括跌倒史、超过 1 个医学诊断、行走辅助等 6 个条目的评分，总分 125 分（表 2-19）。得分越高，表明受试老年人发生跌倒的风险越高。

表 2-19 Morse 跌倒风险评估量表

项目	评价标准		得分
跌倒史	近 3 个月内无跌倒史	0	
	近 3 个月内有跌倒史	25	
超过 1 个医学诊断	没有	0	
	有	15	

续表

得分	评价标准		
行走辅助	不需要/完全卧床/有专人扶持	0	
	拐杖/手杖/助行器	15	
	依扶家具、墙面行走	30	
静脉输液/置管/使用特殊药物	没有	0	
	有	20	
步态	正常/卧床休息/轮椅代步	0	
	虚弱乏力	10	
	平衡失调/不平衡	20	
认知状态	了解自己的能力,量力而行	0	
	高估自己能力/忘记自己受限制/意识障碍/躁动不安/沟通障碍/睡眠障碍	15	
评分标准	＜25 分为低度风险,25～45 分为中度风险,＞45 分为高度风险(年龄≥75 岁,视为高风险)		
总　　分		一般结论	
评估人员		相关第三方确认签字	

(2)老年人跌倒风险评估工具:包括对运动、跌倒史、精神不稳定状态等 8 个方面的评估,总分 53 分(表 2-20)。分数越高,表示跌倒的风险越大。

表 2-20　老年人跌倒风险评估工具

运　动	权重	得分	睡眠情况	权 重	得分
步态异常/假肢	3		多醒	1	
行走需要辅助设施	3		失眠	1	
行走需要旁人帮助	3		夜游症	1	
跌倒史			用药史		
有跌倒史	2		新药	1	
因跌倒住院	3		心血管药物	1	
精神不稳定状态			降压药	1	

续表

运 动	权重	得分	睡眠情况	权 重	得分
谵妄	3		镇静、催眠药	1	
痴呆	3		戒断治疗	1	
兴奋/行为异常	2		糖尿病用药	1	
意识恍惚	3		抗病药	1	
自控能力			麻醉药	1	
大便/小便失禁	1		其他		
频率增加	1		相关病史		
保留导尿	1		精神科疾病	1	
感觉障碍			骨质疏松症	1	
视觉受损	1		骨折史	1	
听觉受损	1		低血压	1	
感觉性失语	1		药物/乙醇戒断	1	
其他情况	1		缺氧症	1	
			年龄 80 岁及以上	3	
评定标准	1～2 分为低危;3～9 分为中危;10 分及以上为高危				
总 分		一般结论			
评估人员		相关第三方确认签字			

（二）既往病史评估

既往病史是评估老年人跌倒风险的重要内容，应详细评估老年人的跌倒史（如有无跌倒史，跌倒发生的时间、地点和环境，跌倒时的症状、跌打损伤情况及其他后果，有无害怕跌倒的心理）；疾病史（尤其应关注帕金森病、痴呆、卒中、心脏病、视力障碍和严重的骨关节病等疾病）；服用药物史（如老年人的用药情况，尤其应关注与跌倒有关的药物服用）。

（三）躯体功能评估

随着年龄的增长，老年人的各项生理功能减退。其中维持肌肉骨骼运动系统功能的减退会造成步态协调性下降、平衡能力降低，以及老年人在视觉、听觉、前庭功能、本体感觉方面的减退，都增加了跌倒的风险。因此，对老年人躯体功能的评价非常重要。应根据老年人的具体情况选择合适的评估工具。例如，选用日常生活活动能力评定量表(activity of daily living scale，ADL sale)：包括大、小便的控制，洗脸与刷牙等修饰，如厕，进食等10个条目，满分100分。得分越高，表明受试老年人的独立性越好、依赖性越小。另如计时起立-行走测试(times up and go test)：主要用于评估老年人的移动能力和平衡能力。具体方法：受试者穿着舒适的鞋子，坐在有扶手的靠背椅上(椅子座高约45cm，扶手高约20cm)，身体紧靠椅背，双手放在扶手上。在离座椅3m远的地面上贴上一条彩条、画一条可见的粗线或放一个明显的标记物。当测试者发出"开始"的指令后，受试者从靠背椅上站起，站稳后，按照平时走路的步态向前走，过粗线或标记物处后转身，然后走回到椅子前，再转身坐下，靠到椅背上(图2-1)。测试过程中不能给予任何躯体的帮助。测试者记录被测试者背部离开椅背到再次坐下(靠到椅背)所用的时间，以秒为单位，测3次，取平均值，每次中间休息1min。被测试者在测试前可以练习1或2次，以熟悉整个测试过程。

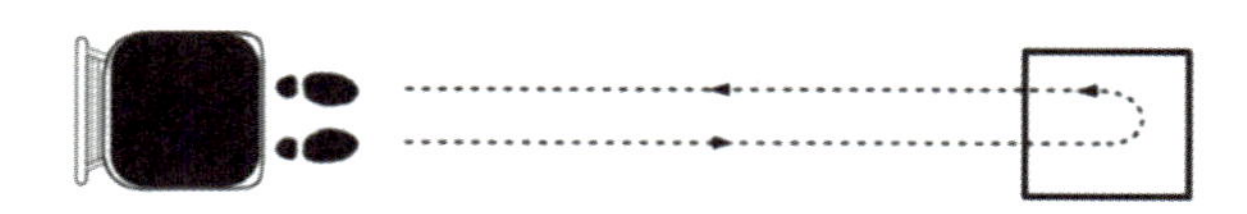

结果评定：<10s为可自由活动；10～19s为大部分可独立活动；20～29s为活动不稳定；30s为存在活动障碍。

(四)环境评估

不良的环境是引起老年人跌倒的重要危险因素。我国老年人的跌倒有一半以上是在家中发生的，家庭环境的改善尤为重要，对家庭环境进行居家适老化改造可以有效减少老年人跌倒的发生率。要进行个性化的居家适老化改造，首先需要对家庭环境进行评估。所有有老年人的家庭都需要进行家庭环境的评估，建议使用居家危险因素评估工具(home fall hazards assessments，HFHA)进行评估。该评估工具包括对居室内的灯光、地面(板)、厨房等9个方面的评估。

(五)心理评估

焦虑、沮丧及害怕跌倒的心理状态都会增加跌倒发生的风险，对老年人的跌倒心理进行评估对预防跌倒有重要意义。适用的量表如国际版跌倒效能量表(falls efficacy scale-international，FES-I)。该量表主要测定老年人在不发生跌倒的情况下，对从事简单或复杂身体活动的担忧程度。该量表包括室内和室外身体活动2个方面，总分为64分。测定的总分得分越高，表明跌倒效能越强。跌倒效能(falls efficacy)是人们在日常活动中不发生跌倒的自信能力。

三、跌倒风险的防控措施

(1)老年人居室、厕所、走廊、楼梯、电梯、扶手、室内活动场所应保持光线充足,设施设备无损坏,地面不湿滑、无障碍物。

(2)地面保洁等清洁服务实施前及实施过程中应放置安全警示标志。

(3)卫生间、浴室内应安装扶手、应急呼叫器,浴室内应做防滑处理。

(4)老年人沐浴时水温不宜过高,宜控制在40℃左右;沐浴时间宜控制在10～20min;沐浴时不应全封闭门窗,应留有一定的空间对流。

(5)在老年人睡前开启夜间照明设备,同时应在床头设置呼叫器。

(6)应将老年人的常用物品置于无须借助梯子、凳子就可伸手拿到的位置。

(7)为有跌倒风险的老年人使用辅助用具前,应确认其功能完好,并指导老年人正确使用。

(8)轮椅转运应使用安全保护和制动装置,平车转运应使用护栏和制动装置。

(9)指导老年人用渐进下床法下床;老年人醒后宜卧床1min再坐起,坐起1min再站立,站立1min再行走,以预防直立性低血压。

(10)为老年人选择适宜的肢体运动,开展但不限于肌力、平衡及步态等功能训练。

(11)老年人着装宜舒适、合体,不宜穿拖鞋外出。

(12)由具有专业资质的人员密切观察老年人服用安眠药、降压药、降糖药、抗精神疾病药等用药后反应。

(13)定时为老年人监测生命体征及血糖,掌握其身体情况。

(14)提供社区支持和家庭保健服务,这一点对独居、寡居、鳏居的老年人尤为重要,可有效地降低跌倒发生率。

四、跌倒的应对

老年人发生跌倒时,应立即到其身边,观察其意识和受伤情况,初步判断有无危及生命的症状,以及骨折、肌肉或韧带损伤等情况,及时报告医生并告知相关第三方,不应自行采取措施,以免造成二次伤害。

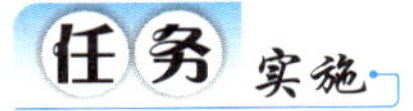

老年人跌倒应急处理的任务实施见表2-21。

素质拓展

素质拓展

表 2-21 老年人跌倒应急处理的任务实施

项目	操作方法
操作准备	老年人:发生跌倒
	护理员准备:具备跌倒相关知识并快速到达现场
沟通评估	评估老年人的意识状态、配合程度
应急处理	稳定老年人的情绪,给予心理护理
	检查并确认伤情,让老年人保持跌倒后的姿势,尽量减少活动,询问老年人跌倒的情况及对跌倒是否有记忆,是否有剧烈的头痛,检查有无骨折,同时迅速通知医护人员到场
	若老年人跌倒后没有明显外伤、骨折等情况,要协助老年人起立,搀扶或用轮椅将老年人送回房间,卧床休息,同时密切观察老年人的皮肤、关节、生命体征、情绪、饮食等变化
	老年人发生跌倒后要及时上报并对老年人发生跌倒的原因进行分析,提出预防改进措施
整理与记录	整理用物
	用七步洗手法洗净双手
	记录老年人的跌倒时间、跌倒情况及处置措施
注意事项	老年人跌倒后要及时进行原因分析,避免类似事件再次发生
	必要时配合医务人员进行安全转运

任务 2.4 走失

知识准备

一、走失的风险因素

走失的风险因素见表 2-22。

表 2-22 走失的风险因素

类型	形成原因
生理功能	意识模糊、记忆或认知功能障碍、定向力障碍等
既往史	有走失史;患有脑血管病变、癫痫、阿尔茨海默病等
药物应用	使用抗抑郁药、抗精神疾病药等
环境	环境变化、异地投奔子女等
其他因素	老年人或照顾者认知不足或无认知

二、走失的风险评估

老年人走失风险评估量表见表2-23。

表2-23 老年人走失风险评估量表

项目		评估	分值
基本资料	年龄	年龄≥60岁	1
	性别	年龄<60岁	0
	文化程度	男	1
		女	0
		受过高等教育	0
		未受过高等教育	1
定向能力	说出今天的具体时间(年、月、日、星期)	可以	0
		不可以	1
	说出所处的具体位置(省、市、县、乡镇、街道)	可以	0
		不可以	1
既往史	有无走失现象	有	1
		无	0
意识状态	有无意识障碍(谵妄)	有	1
		无	0
心理状态	情绪低落、焦虑、抑郁等	有	1
		无	0
疾病史	脑血管病变(脑出血、脑梗死、脑萎缩等)	有	1
		无	0
	术后认知功能障碍	有	1
		无	0
	定向力障碍、脑炎、肝性脑病、酒精性脑病等	有	1
		无	0
	记忆或认知功能障碍(智障、阿尔茨海默病、癫痫等)	有	1
		无	0
	精神行为异常(精神分裂、抑郁、脑炎、癫痫等)	有	1
		无	0

续表

<table>
<tr><th colspan="2">项目</th><th>评估</th><th>分值</th></tr>
<tr><td rowspan="10">药物影响认知</td><td rowspan="2">三环类抗抑郁药(丙咪嗪、阿咪替林、多塞平、氯丙咪嗪等)</td><td>有</td><td>1</td></tr>
<tr><td>无</td><td>0</td></tr>
<tr><td rowspan="2">抗癫痫药物(苯巴比妥、苯妥英钠、卡马西平等)</td><td>有</td><td>1</td></tr>
<tr><td>无</td><td>0</td></tr>
<tr><td rowspan="2">H_2 受体拮抗剂(西咪替丁、雷尼替丁、法莫替丁)</td><td>有</td><td>1</td></tr>
<tr><td>无</td><td>0</td></tr>
<tr><td rowspan="2">强心苷类药物(地高辛)</td><td>有</td><td>1</td></tr>
<tr><td>无</td><td>0</td></tr>
<tr><td rowspan="2">受体阻滞剂(普萘洛尔、美托洛尔、比索洛尔)</td><td>有</td><td>1</td></tr>
<tr><td>无</td><td>0</td></tr>
<tr><td>得分</td><td colspan="3"></td></tr>
<tr><td>评分标准</td><td colspan="3">评分越高,走失风险越高。0～3 分,无风险;4 分,低风险;5～6 分,中风险;≥7 分,高风险</td></tr>
<tr><td>评估风险等级</td><td></td><td>评估人签名</td><td></td><td>评估日期</td><td>年　月　日</td></tr>
</table>

三、走失的防控措施

(1)养老院制定老年人外出管理制度,入住前与老年人及相关第三方签订外出管理协议。

(2)养老机构宜配置门禁、监控系统等设施设备,并加强院区安全管理,管理人员应严格执行老年人外出管理制度,保存有走失风险老年人的资料清单(含照片)。

(3)老年人外出前应在养老机构办理书面手续,以便于养老机构了解其去向及返回时间。对未按时返回的老年人,应立即与老年人及相关第三方联系,以确认返回时间。

(4)主动帮助老年人解决日常生活需求,尽量减少老年人外出的频次。

(5)对有走失风险的老年人应重点观察、巡查,其外出应有工作人员或相关第三方陪同。

(6)应为有走失风险的老年人佩戴定位设备或随身卡片。

(7)对使用药物的老年人,应由具有专业资质的人员观察用药后反应并给予相应的护理措施。

素质拓展

任务实施

走失的应对

护理员发现老年人无正当理由失去联系超过1h,即确定老年人走失,应立即与相关第三方取得联系,开展寻找工作并逐级上报。寻找无果的,应报案并协助警方寻找。

应急处理流程:了解情况、发动工作人员寻找—调取监控—确认走失—联系家属、报告主管领导—公安备案—共同寻找—分析走失原因—进行相关处理。

(1)失联超过1h,立即开始寻找,并报告上级领导,报告内容:老年人的床号、姓名、目前身体情况、基础疾病;寻找区域;寻找过的联系人。

(2)失联超过2h,寻找无结果,应向院领导、保卫科报告,报告内容:老年人的床号、姓名、基础疾病、形貌特征;寻找所采用的措施;最后1次发现老年人的时间与地点;老年人的家庭地址及联系电话;有关去向的线索;老年人有关的去向线索。

(3)老年人走失的科室领导每4h要与保卫科相互通报最新进展。

(4)保卫科要积极组织寻找,在重要出、入口设立巡查人员,必要时向公安部门报告、备案。

(5)走失24h后寻找无果,养老机构应向上级部门报告,制订进一步的寻找方案。

任务2.5 创伤

知识准备

一、创伤的概念与分类

(一)创伤的概念

创伤指机械、物理、化学或生物等因素造成的组织结构完整性破坏或功能障碍。

(二)创伤的分类

(1)按致伤原因分:刺伤、火器伤、挤压伤、玻璃碎片伤、钝挫伤等。

(2)按有无伤口分:闭合伤,如挫伤、挤压伤、扭伤、关节脱位等;开放伤,如擦伤、撕裂伤、切割伤、砍伤、刺伤、火器伤等。

(3)按受伤部位分:头部伤、颌面部伤、颈部伤、胸部伤、骨盆部(或泌尿生殖系)伤、上肢伤和下肢伤。

(4)按轻重程度分:轻伤、中等伤、重伤。

二、创伤的表现

（一）局部表现

受创伤后，一般均有疼痛、肿胀、瘀斑和功能障碍。开放性创伤者还可见到伤口或创面及出血。查看伤口情况时，应注意伤口的形状、深度、边缘是否整齐、污染情况、有无异物存留、有无组织器官外露等。对出血者，应注意血的性质：动脉出血呈鲜红色，出血速度快，呈间歇性喷射状；静脉出血多为暗红色，出血相对较慢，血液呈大量涌出状；毛细血管出血颜色鲜红，呈点状或片状渗出，出血速度缓慢，可自行凝固止血。

（二）全身表现

创伤轻者多无明显全身表现。严重创伤后，机体的全身反应主要表现为体温、脉搏、呼吸、血压、尿量、饮食、睡眠等的变化。

三、创伤的急救原则

（一）保持镇静

观察老年人意识是否存在及身体受伤情况。

（二）立即求助

现场无人帮助或人员不足时拨打“120”。

（三）就地抢救和处置

对心搏骤停、窒息的老年人，应及时进行有效的心肺复苏；对出血的老年人，应及时包扎止血。

（四）及时转运

经急救伤情稳定后，应及时将老年人护送到医院治疗，运送过程中应尽量保持平稳。

四、创伤的急救方法

（一）基本步骤

判断意识是否存在；测量大动脉有无搏动；判断呼吸是否停止；查看老年人是否有出血、外伤等表现。

（二）跌倒与骨折的急救方法

(1)当没有明确老年人伤情的情况下，不要急于移动老年人。

(2)迅速检查受伤部位，判断有无出血、骨折等，同时注意观察有无头痛、呕吐等情况，发现异常后要及时送医。

(3)局部的简单处理：有出血时，迅速止血。若为表浅伤口，先用生理盐水或自来水冲洗，然后用75%的酒精消毒并给予包扎；若为较大伤口，经上述处理后及时送医。有局部挫伤或扭伤时，应局部制动并给予冷敷。出现骨折时，应及时用小夹板固定。

（三）休克的急救方法

协助老年人取平卧位，给予吸氧，注意保暖，保持周围环境安静。给予老年人必要的安抚并尽快将其送往医院抢救。

五、外伤的止血方法

（一）指压止血法

该方法适用于出血量大、有血管损伤的老年人。不同部位出血的指压止血部位如下。

1.头部(颞、额、顶部)出血

压迫同侧耳屏前方颧弓根部的搏动点(颞浅动脉)。

2.颜面部出血

压迫下颌骨下缘、咬肌前缘的搏动点(面动脉)。

3.头后部出血

压迫同侧耳后乳突下稍后方的搏动点(枕动脉)。

4.头颈部出血

用拇指或其他四指压迫同侧气管外侧与胸锁乳突肌前缘中点之间的强搏动点(颈总动脉)用力压向第5颈椎横突出处。需要注意的是，对颈动脉压迫止血应慎重，绝对禁止压迫双侧颈总动脉，以免引起脑缺氧。

5.肩部、腋部出血

压迫同侧锁骨上窝中部的搏动点(锁骨下动脉)，将动脉压向第1肋骨。

6.前臂出血

压迫肱二头肌内侧沟中部的搏动点(肱动脉)。

7. 手部出血

压迫手腕横纹稍上处的内、外侧搏动点（尺、桡动脉）。

8. 大腿出血

压迫腹股沟中点稍下部的强搏动点（股动脉）。

素质拓展

9. 足部出血

压迫足背中部近脚腕处的搏动点（胫前动脉）和足跟内侧与内踝之间的搏动点（胫后动脉）。

（二） 加压包扎止血法

该方法多用于体表及四肢的静脉或毛细血管出血，是一种比较可靠的非手术止血法，但关节脱位、骨折或伤口内有碎骨存在时不宜使用。使用该方法时，先用无菌纱布覆盖伤口，外用布垫覆盖，再用三角巾或绷带以适当压力包扎，松紧度以能达到止血目的为宜。

（三） 止血带止血法

该方法适用于不能用加压包扎止血法的四肢大动脉出血。在肢体伤口近心端，用绷带、棉垫、纱布或毛巾等作为衬垫，两手将止血带中段适当拉长，左手持止血带头端，右手将止血带长的尾端绕肢体一圈压住头端，再绕 1 圈后，用左手食指、中指夹住尾端从止血带下拉出，使之成为一个活结。如需放松，只要将尾端拉出即可。紧急情况下可用布带代替，将布叠成带状，平整地在加有布垫的伤肢上缠绕 1 圈，两端向前拉紧打一活结，再将小木棒、笔杆或筷子等作为绞棒插入带圈内，提起绞棒绞紧后插入活结套内，最后将活结套拉紧、固定。

（四） 加垫屈肢止血法

该方法适用于肘关节或膝关节以下大出血且无骨关节损伤者。使用该方法时，在肘窝、腋窝处放置一绷带卷或纱布垫，用力屈曲关节，并用绷带或三角巾扎紧，以控制关节远端血流而止血。用该方法时，老年人比较痛苦，并可能压迫到神经、血管，且不便于搬运老年人，故不宜首选，对疑有骨折或关节损伤的老年人不可使用。

（五）外伤止血的注意事项

(1)绑扎松紧度以不出血为准，但不能影响静脉回流。若是止血带，要扎在伤口的近心端，尽量靠近伤口处。上臂避免扎在中 1 / 3 处，以免损伤桡神经。止血带不能直接扎在皮肤上，应先用棉垫、三角巾、毛巾或衣服等平整地垫好，以避免止血带勒伤皮肤。

(2)务必记录止血带绷扎时间，定时放松，每隔 30～60min 放松 2～3min，以防组织缺氧和坏死。放松止血带期间要用手指压迫大血管，以减少出血。

任务实施

一、绷带包扎法

包扎止血

（一）方法

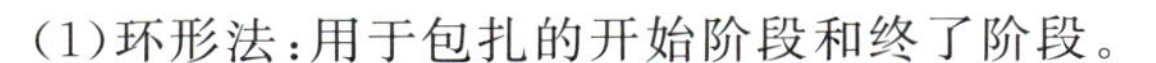

(1)环形法:用于包扎的开始阶段和终了阶段。

(2)蛇形法:临时简单固定敷料或夹板。

(3)螺旋形法:用于包扎上臂、大腿、躯干、手指。

(4)螺旋反折形法:用于包扎径围不一致的小腿和前臂。

(5)回反形法:用于包扎头顶和残肢端。

(6)“8”字形法:用于包扎肘、膝、腹股沟、肩、足跟等关节处。

（二）注意事项

(1)协助老年人取舒适坐位或卧位,保持功能位。

(2)在骨隆突处或凹陷处垫好衬垫后再行包扎。

(3)选择宽度合适的绷带卷,潮湿或污染的不用。

(4)包扎四肢时自远心端开始,指(趾)外露。

(5)包扎时用力均匀、松紧适度、动作轻快。

(6)每包扎 1 周,应压住前 1 周的 1/3～1/2,开始阶段与终了阶段用环形法环绕 2 周,以便固定。

二、三角巾包扎法

（一）方法

用无菌敷料覆盖伤口(如现场没有无菌敷料,就地采用清洁的布类)—用绷带包扎伤口(根据不同部位,采用环形、螺旋形等方法)—将伤肢用夹板固定(限制伤肢活动)—送往医院。

（二）注意事项

(1)不可试图复位:若有明显畸形,在搬动及固定肢体时,可按骨干的纵轴方向先牵引患肢,使之伸直后再进行固定及搬运。

(2)最好用特制的夹板固定,紧急时应就地取材,木板、树枝、木棍等都可以代替使用。

任务评价

任务 2 考核

学生自评见表 2 - 24。

表 2 - 24　学生自评

评价内容		评定				
参与态度	我认真参加每一次课堂活动、对每一次课堂活动保持浓厚的兴趣	A	B	C	D	E
		5	4	3	2	1
	我能积极学习各种相关知识，能主动查阅相关资料	A	B	C	D	E
		8	6	4	2	0
	我能发挥自身的优势，为小组提供必不可少的帮助，努力完成自己承担的任务	A	B	C	D	E
		10	8	6	4	2
协作精神	我能积极配合小组完成各种操作，服从安排	A	B	C	D	E
		10	8	6	4	2
	我能积极地与组内、组间成员相互讨论，能完整、清晰地表达想法，尊重他人的意见和成果	A	B	C	D	E
		10	8	6	4	2
	课堂中，我和大家能互相学习和帮助，促进共同进步	A	B	C	D	E
		5	4	3	2	1
创新和实践	我有浓厚的好奇心和探索欲望	A	B	C	D	E
		8	6	4	2	0
	在小组遇到问题时，我能提出合理的解决方法	A	B	C	D	E
		8	6	4	2	0
	课堂中，我能发挥个性特长，施展才华	A	B	C	D	E
		8	6	4	2	0
能力提高	课堂中，我能运用多种渠道收集信息	A	B	C	D	E
		8	6	4	2	0
	课堂中遇到问题不退缩，并能自己想办法解决	A	B	C	D	E
		10	8	6	4	2
	我与他人交往的能力提高了	A	B	C	D	E
		10	8	6	4	2
满分	100 分	最终得分		学生签字		
总体体会	我的收获：					
	我的感受：					
	我还需要努力的地方：					
教学建议						

学生互评见表 2－25。

表 2－25 学生互评(参照全国养老护理职业技能大赛操作评分标准)

项目	分值	扣分原因	得分	备注
工作准备	10			
沟通解释评估	15			
关键操作技能	50			
健康教育	8			
评价照护效果	5			
对操作者综合评价	12			
打分人		实际得分		
操作建议				

教师评价见表 2－26。

表 2－26 教师评价

<table>
<tr><th>项目</th><th>过程考核</th><th>考核内容</th><th>分值</th><th>扣分原因</th><th>得分</th></tr>
<tr><td>课堂表现</td><td colspan="2">认真听课，积极参与课堂活动，有独立的见解</td><td>10</td><td></td><td></td></tr>
<tr><td rowspan="3">知识</td><td>课前</td><td>预习任务完成情况</td><td>5</td><td></td><td></td></tr>
<tr><td>课中</td><td>重、难点掌握情况</td><td>10</td><td></td><td></td></tr>
<tr><td>课后</td><td>课后作业完成情况</td><td>5</td><td></td><td></td></tr>
<tr><td rowspan="6">能力</td><td>课前</td><td>预习技能探索</td><td>5</td><td></td><td></td></tr>
<tr><td rowspan="4">课中</td><td>技能操作掌握情况</td><td>10</td><td></td><td></td></tr>
<tr><td>小组团结合作情况</td><td>12</td><td></td><td></td></tr>
<tr><td>与老年人沟通能力</td><td>7</td><td></td><td></td></tr>
<tr><td>思维的条理性</td><td>4</td><td></td><td></td></tr>
<tr><td>课后</td><td>能力拓展完成情况、思维的创造性</td><td>10</td><td></td><td></td></tr>
<tr><td rowspan="4">素养</td><td colspan="2">能够尊老、敬老、爱老</td><td>8</td><td></td><td></td></tr>
<tr><td colspan="2">具有人文关怀、安全意识</td><td>6</td><td></td><td></td></tr>
<tr><td colspan="2">对待老年人有爱心、细心和耐心</td><td>4</td><td></td><td></td></tr>
<tr><td colspan="2">能够保护老年人的隐私</td><td>4</td><td></td><td></td></tr>
<tr><td>增值评价</td><td colspan="2">通过学生自我评价、学生互评、企业导师评价探索学生增值评价</td><td>20</td><td></td><td></td></tr>
<tr><td>打分人</td><td colspan="2"></td><td>实际得分</td><td colspan="2"></td></tr>
<tr><td>操作建议</td><td colspan="5"></td></tr>
</table>

企业导师评价见表 2 - 27。

表 2 - 27 企业导师评价

考核指标	考核项目	内容	评定				
知识能力	知识力	充分具备现任职务所要求的基础理论知识和实际业务知识	A	B	C	D	E
工作能力	理解力	能充分理解老年人的要求，干净利落地帮助其完成护理工作，不需要其反复强调	A	B	C	D	E
	判断力	能充分理解老年人的意图，根据其现状，随机应变，恰当处理。是否具有护理员所要求的判断力，能够果断地作出正确决策	A	B	C	D	E
	表达力	具备护理员所要求的表达力，并能进行一般联络及说明工作	A	B	C	D	E
	交涉力	在和企业导师交涉时，是否具备使双方诚服接受同意或达成协商的交涉能力	A	B	C	D	E
工作态度	纪律性	能够遵守企业工作纪律和规章制度，是否做到不迟到、早退及不脱岗等	A	B	C	D	E
	团队精神（协作性）	在工作中，是否考虑别人的处境，是否主动协助企业导师、同学和企业外人员做好工作；是否有意识地促使团队和谐	A	B	C	D	E
	积极性	对分配的任务是否不讲条件，主动积极，尽量多做工作，主动进行改进	A	B	C	D	E
评定标准：A. 非常优秀，理想状态；B. 优秀，满足要求；C. 基本满足要求；D. 略有不足；E. 不能满足要求		分数换算：A. 9～10 分，B. 7～8 分，C. 5～6 分，D. 3～4 分，E. 0～2 分。最终得分：72～80 分为非常优秀，56～64 分为优秀，40～48 分为合格，32 分及以下为不合格	评语				
			考核人签字				

能力拓展

急救老年人的安全转运

一、搬运方法

（一）一人搬运法

对于清醒、没有骨折、生命体征平稳的老年人，可酌情采用扶行法、背负法、抱持法，可用轮椅协助搬运。

（二）二人搬运法

(1)对于清醒、没有骨折、生命体征平稳的老年人，可采用二人平车搬运法。对于不清醒的老年人，可采用双人拉车式。

(2)搬运时，二人站在老年人同侧，嘱老年人双手交叉放于胸、腹部，一人一手臂托住老年人头、颈、肩部，另一手托住腰部，另一人一手臂托住老年人臀部，一手臂托住老年人腘窝处，使老年人身体稍向护理员倾斜，两人同时合力抬起老年人移步转向平车前，将老年人轻放于平车中央。

（三）三人搬运法

该方法适用于脊柱损伤的老年人。护理员甲、乙、丙三人站在老年人同侧或两侧，协助老年人移至床边，将老年人双手交叉放于胸、腹部，甲托住老年人头颈、肩和背部，乙托住老年人腰和臀部，丙托住腘窝和小腿部，同时托起老年人，使老年人的身体向护理员倾斜，三人同时用手将老年人平托平放至木板上，切忌脊柱过伸、过屈、旋转。

（四）四人搬运法

该方法适用于颈椎损伤的老年人。其中一人固定头颈部，保持颈椎处于正中位，其他护理员站位同三人搬运法，四人同时用手将老年人平托平放至木板上，固定头部，避免头部转动。

二、注意事项

(1)对怀疑骨折或发生骨折的老年人，在搬运中要保持骨折部位、脊柱于中立位，切忌用背负法、抱持法运送，以免骨折移位，损伤血管和神经。

(2)对怀疑有颈椎骨折或脱位的老年人,搬运时需另外一人牵引头部,使颈椎维持中立位并平置老年人于硬板上,可使用颈托或在头颈的两侧填塞沙袋或布团,以限制头颈的活动,保持呼吸道通畅。

任务3 护理协助

任务描述

刘奶奶,75岁,失能,既往有高血压史,近日,由高血压引发脑出血,进而导致左侧肢体瘫痪并卧床,能够在床上翻身,精神欠佳。今晨,突发咳嗽,伴有黄色痰液。请护理员根据刘奶奶的身体情况,为其制订护理计划并实施。

学习目标

一、知识目标

(1)熟悉老年人压疮的好发部位、分期临床症状及防护要点。

(2)熟悉雾化吸入的概念、目的、适用对象及常用药物,雾化吸入的原理,常用的雾化吸入方法。

(3)熟悉吸痰的概念、目的及意义,吸痰前老年人的评估方法,各种吸痰装置的性能及操作方法。

(4)熟悉氧疗的概念、适用对象、目的、意义,缺氧的分类、程度。

二、技能目标

(1)能识别老年人压疮发生的风险及辨别老年人是否发生压疮,及时报告并提供风险防护措施。

(2)能为老年人进行雾化吸入、吸痰、吸氧操作。

三、素质目标

具有严谨求实的工作态度和急救意识,有爱伤观念,确保老年人安全。

任务 3.1 压疮老年人的照护

任务准备

压疮风险识别与预防的任务准备见表 2-28。

表 2-28 压疮风险识别与预防的任务准备

任务准备	具体内容
环境准备	室内环境整洁，温、湿度适宜
护理员准备	衣着整洁，用七步洗手法洗净并温暖双手，戴口罩
老年人准备	穿着舒适，平卧于床上或坐于轮椅上
用物准备	软枕、记录单、笔、风险评估量表等

知识准备

一、压疮的基本概念

压疮，又称为压力性损伤，是由于身体局部组织长期受压，引起血液循环障碍，发生持续缺血、缺氧、营养不良而致的局部软组织溃烂和坏死。

压疮本身不是原发疾病，一般是由于某些疾病发生后老年人没有得到很好的照护而造成的损伤。一旦发生压疮，不仅会给老年人带来痛苦，加重病情，严重时还可继发感染，引起败血症甚至危及生命。预防压疮是老年照护工作中的一项重要任务，护理员必须加强对老年人的皮肤护理，预防和减少压疮的发生。

二、压疮的好发因素

压疮的形成是一个复杂的病理过程，是局部因素和全身因素综合作用引起的皮肤组织的变性和坏死。

(1)力学因素：局部组织受压过久，主要包括垂直压力、摩擦力、剪切力。

(2)皮肤受到刺激：如汗液、大便、小便、呕吐物等刺激。

(3)全身营养不良或水肿：老年人皮肤较薄、抵抗力较弱。

(4)医疗设备使用不当：老年人活动受限或使局部组织血液循环障碍。

(5)心理学因素：如老年人有过骨折经历，担心活动摔倒而长期卧床。

三、压疮的好发部位

压疮主要发生在长期受压、缺乏丰富的肌肉和脂肪组织保护的骨隆突处，不同体位压疮的好发部位不同(图 2-2)。

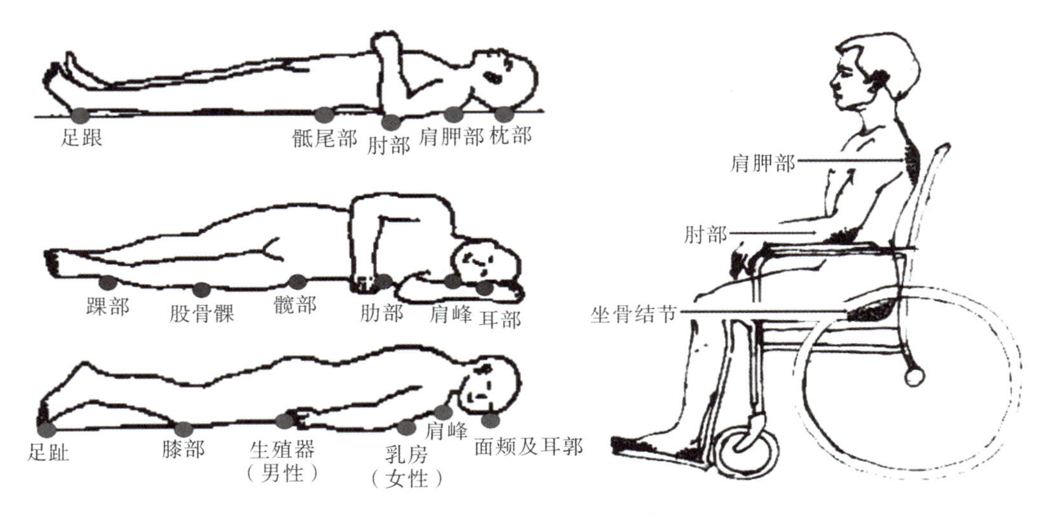

图 2-2 压疮的好发部位

(1)仰卧位：主要发生在枕部、肩胛部、手肘、骶尾部、足跟。

(2)侧卧位：主要发生在耳部、肩峰、肋部、髋部、股骨髁。

(3)俯卧位：主要发生在面颊、肩峰、乳房(女性)、生殖器(男性)、膝部、足趾。

(4)坐位：主要发生在坐骨结节。

四、压疮的分期

压疮的发生是一个渐进性过程，依据病理、发展过程可分为三期

(1)淤血红润期，又称Ⅰ度压疮，是压疮的初期。因局部皮肤受压出现暂时性血液循环障碍，表现为红、肿、热、痛或麻木，出现压之不褪色的红斑。此期皮肤完整性未破坏，为可逆性改变，如及时去除诱因，加强预防措施，可阻止压疮的发展。

(2)炎性浸润期，又称Ⅱ度压疮。因红肿部位继续受压，血液循环仍得不到改善，静脉回流受阻，局部静脉淤血，皮肤的表皮和真皮层之间发生损伤或坏死。受压部位呈紫红色，皮下产生硬结，皮肤因水肿而变薄，并有炎性渗出，形成大小不一的水疱，极易破溃，水疱破溃后表皮脱落，显露潮湿、红润的创面，有疼痛感。此期若及时解除受压、改善血液循环、清洁创面，仍可防止压疮进一步发展。

(3)溃疡期，又称Ⅲ度压疮。根据组织坏死程度又可分为浅度溃疡期和坏死溃疡期。①浅度溃疡期：全层皮肤破坏，损伤可达皮下组织，但肌肉、肌腱和骨骼尚未暴露，主要表现为表皮水

疱逐渐扩大、破溃，真皮层创面有黄色渗出液，感染后表面有脓液流出，浅层组织坏死，形成溃疡，老年人疼痛感加重。②坏死溃疡期：为压疮最严重阶段，主要表现为坏死组织侵入真皮下层和肌肉层，脓性分泌物增多，坏死组织发黑，有臭味，感染向周围及深部组织扩展，可深达骨骼，严重者细菌及毒素侵入血液循环，可引起败血症，甚至危及生命。

五、压疮风险评估方法

护理员应综合考虑引起老年人发生压疮的危险因素，全面评估压疮发生风险。

护理员可以使用 Braden 压疮评估量表确定风险等级（表 2－29）。该量表主要适用于卧床老年人、截瘫老年人、坐轮椅老年人、大手术后老年人、营养不良老年人、危重病老年人、意识不清老年人及大、小便失禁老年人等。该量表从 6 个被认为是压疮发生最主要的危险因素方面评估，即从老年人的感知能力、活动能力、移动能力 3 个因素和影响皮肤耐受力的 3 个因素（皮肤潮湿度、营养状况、摩擦力和剪切力）来进行评估。除“摩擦力和剪切力”一项评分为 1～3 分外，其余 5 个条目的评分均为 1～4 分，总分为 6～23 分，总分得分越低，表示发生压疮的风险越大。

表 2－29　Braden 压疮评估量表

床号：　　　　　　　　姓名：　　　　　　　　性别：　　　　　　　　年龄：

评估内容	评分标准				评分日期及得分
	4 分	3 分	2 分	1 分	
感知能力（对压力导致的不适感觉的反应能力）	没有改变	轻度受限	大部分受限	完全受限	
	对言语指令反应良好，无感觉障碍，感觉或表达疼痛不适的能力不受限	对言语指令有反应，但不是总能表达不适；需要翻身或 1～2 个肢体有感觉障碍，感觉疼痛或不适的能力受限	仅对疼痛有反应，除了呻吟或烦躁外不能表达不适，或身体的 1/2 由于感觉障碍而限制了感觉疼痛或不适的能力	由于知觉减退或使用镇静剂而对疼痛刺激无反应，或大部分体表对疼痛感觉能力受损	
活动能力（身体活动程度）	经常步行	偶尔步行	坐位	卧位	
	每天至少可在室外行走 2 次，在室内 2h 活动 1 次	白天可短距离行走，伴或不伴辅助，大部分时间需卧床或坐轮椅活动	不能行走或行走严重受限，必须借助轮椅	限制卧床	

续表

评估内容	评分标准				评分日期及得分
	4分	3分	2分	1分	
移动能力(改变和控制体位的能力)	不受限	轻度受限	严重受限	完全受限	
	没有辅助可以经常进行大的身体或肢体位置改变	可独立、经常或轻微改变身体或肢体位置	可偶尔轻微改变身体或肢体位置,但不能独立、经常或大幅度改变	没有辅助身体或肢体不能改变位置	
皮肤潮湿度	很少潮湿	偶尔潮湿	经常潮湿	持久潮湿	
	皮肤一般是干爽的,只需要常规换床单	皮肤偶尔潮湿,每天需要更换一次床单	皮肤经常(但不是始终)潮湿,每班需要更换床单	皮肤持续暴露在汗液或尿液等引起的潮湿状态中;每次翻身或移动时都能发现潮湿	
营养状况(日常进食方式)	营养丰富	营养充足	可能缺乏	非常缺乏	
	吃完每餐食物;从不拒绝任何一餐;通常每日吃四餐或更多次含有肉或奶制品的食物;偶尔在两餐之间加餐,不需要额外补充营养	每餐能吃完大多数食物,每日吃四餐含肉或奶制品食物,偶尔会拒吃一餐,但通常会进食;行鼻饲或胃肠外营养,能提供大部分的营养需要	很少吃完一餐,通常每餐只能吃完1/2的食物,蛋白质摄入仅是每日三餐中的肉或奶制品,偶尔进食,或进少于需要量的流食或管饲	从未吃过完整的一餐,每餐很少吃完1/3的食物,每天吃2餐,且缺少蛋白质(肉或奶制品)摄入,缺少液体摄入,不能进水或食物,禁食或进食流食或静脉输液5d以上	
摩擦力和剪切力	—	无明显问题	有潜在问题	有此问题	
总 分			评估人员		
判断标准	严重危险:≤9分;高度危险:10~12分;中度危险:13~14分;轻度危险:15~18分				

任务实施

压疮风险识别与预防的任务实施见表2-30。

表2-30 压疮风险识别与预防的任务实施

<table>
<tr><th>任务实施</th><th colspan="2">具体要求</th></tr>
<tr><td rowspan="3">沟通与评估</td><td colspan="2">携用物进入房间，核对信息</td></tr>
<tr><td colspan="2">评估老年人的意识状态，并向其说明风险识别的意义，取得配合</td></tr>
<tr><td colspan="2">协助老年人取舒适体位</td></tr>
<tr><td rowspan="2">实施</td><td>风险识别</td><td>(1)内在因素：评估老年人是否存在营养不良和水肿导致的皮肤变薄、皮肤抵抗力下降等。
(2)外在因素：①评估老年人是否有脑血管疾病导致偏瘫、年老体弱、手术后制动等情况；②评估老年人是否存在压力、摩擦力和剪切力问题；③评估老年人是否存在大、小便失禁，出汗，引流液污染等因素引起局部潮湿问题。
(3)询问和评估老年人的进食及营养状况。
(4)询问老年人有无不适</td></tr>
<tr><td>预防措施</td><td>(1)根据评估的危险因素制订具有针对性的指导方案。
(2)对营养不良的老年人在病情允许下给予高热量、高蛋白、高维生素饮食。对不能进食的老年人要及时给予营养支持。
(3)为长期卧床老年人经常更换体位，协助翻身，每2h翻身1次(必要时每30min翻身1次)。
(4)保持皮肤清洁，穿纯棉衣裤，潮湿时及时更换。保持床铺清洁、干燥、平整、无碎屑。
(5)为卧床老年人使用便器时，选择无破损的便器，抬起腰、髋部，不要强拉硬拽，必要时在便器边缘垫上纸或者布垫，以防擦伤皮肤。
(6)对长期卧床的老年人，每日进行关节运动，维持关节的活动性和肌张力，促进肢体血液循环。
(7)定期检查老年人的受压部位，经常为老年人擦浴，按摩全背或受压处</td></tr>
<tr><td rowspan="3">整理与记录</td><td colspan="2">整理用物</td></tr>
<tr><td colspan="2">用七步洗手法洗净双手</td></tr>
<tr><td colspan="2">记录评估的危险因素及预防措施</td></tr>
<tr><td rowspan="3">注意事项</td><td colspan="2">确认压疮风险后，宜使用Braden压疮评估量表确定风险等级</td></tr>
<tr><td colspan="2">根据老年人的身体特点、饮食习惯识别压疮的危险因素，并提出针对性的预防措施</td></tr>
<tr><td colspan="2">必要时，应及时就医，寻求专业人士的指导和帮助</td></tr>
</table>

Ⅰ度压疮老年人的照护

任务准备

为老年人翻身及Ⅰ度压疮识别的任务准备见表2-31。

表2-31 为老年人翻身及Ⅰ度压疮识别的任务准备

任务准备	具体内容
环境准备	环境安静，整洁，光线柔和，温、湿度适宜，关闭门窗，必要时用屏风遮挡
护理员准备	衣着整洁，用七步洗手法洗净双手，温暖双手，戴口罩
老年人准备	排便、排尿
用物准备	治疗车、手消毒液、尺子、记录单、笔、气垫圈、海绵垫或软枕、体位垫、便盆

知识准备

一、避免局部组织长期受压

定时翻身，减轻局部组织压力，一般每2h翻身1次，必要时每30min翻身1次，可建立老年人床头翻身记录卡（表2-32），并做好交接班记录；可使用气垫圈、海绵垫或软枕等扩大受力面积、保护骨隆突处和支持身体空隙处；正确使用石膏、夹板固定，注意松紧度适宜，过松起不到固定作用，过紧会造成血运不良，加快压疮的发生。

表2-32 翻身记录卡

姓名：　　　　　床号：

日期/时间	卧位	皮肤情况及备注	执行者

二、避免摩擦力和剪切力的作用

取半坐卧位时，可将床头抬高30°～50°，并且不可久坐；在床上使用便盆时，注意检查便盆有无破损，使用时抬高臀部，必要时可选用气垫盆；翻身时抬起身体，忌生拉硬拽。

三、避免受潮湿及各种理化因素的刺激

用温水擦洗皮肤，保持皮肤清洁、干燥；要经常保持床铺清洁、干燥、平整、无渣屑，被服污染

后要及时更换;不可让老年人直接卧于橡胶单或塑料布上。

四、促进局部皮肤组织的血液循环

可采用运动四肢、变换体位和按摩等措施缓解局部组织受压状况。

五、增加营养摄入

必要时采用高蛋白、高热量、高维生素的膳食改善老年人的营养状况。绝大多数压疮是能预防的,科学照护可以将压疮的发生率降到最低。护理员在工作中应做到“七勤”,即勤观察、勤翻身、勤擦洗、勤按摩、勤更换、勤整理和勤交班,以便早期发现、早期预防。

六、保护受压部位

可使用半透膜敷料或水胶体敷料对局部加以保护。

任务实施

为老年人翻身及Ⅰ度压疮识别的任务实施见表2-33。

表2-33 为老年人翻身及Ⅰ度压疮识别的任务实施

任务实施	具体要求
沟通与评估	携用物进入房间,核对信息
	向老年人说明准备协助其翻身,观察皮肤变化并对症处理,使其做好身心准备
	评估老年人的意识、心理状态、活动能力及配合度
实施	将用物放在床头桌上
	对能自理的老年人,鼓励其自行翻身
	对不能自理的老年人:护理员一手抬起老年人头部,另一手将枕头移至对侧;将老年人双手交叉,近侧手放在对侧手上方;双脚交叉,近侧脚放在对侧脚上方;一手托住老年人肩颈部,另一手托住老年人腰臀部,将老年人稍移向自己;再次向对侧用力,使老年人翻至对侧,保证观察部位朝向自己
	将体位垫放于老年人背部支撑身体,以维持舒适、安全的体位,询问老年人是否合适
	根据老年人的常用体位选择观察部位。 (1)仰卧位:枕骨、肩胛部、肘部、脊椎体隆突处、骶尾部、足跟。 (2)侧卧位:被压侧的耳郭、肩部、髋部、膝关节的内外侧、内外踝。 (3)俯卧位:面颊、肩峰、女性乳房、男性生殖器、髂前上棘、膝部、足趾。 (4)坐位:坐骨结节

续表

任务实施	具体要求
实施	观察皮肤完整度、颜色
	如发现皮肤发红(非暗红色、非褐色或紫色),皮肤完整无破损,则可用手指按压红斑,观察有无变白,如没有变白,则为Ⅰ度压疮
	使用尺子测量压疮皮肤面积,与老年人进行沟通,强调注意事项
整理与记录	整理好床单位
	协助老年人穿好衣裤,避免褶皱,发现潮湿及时更换
	用七步洗手法洗手
	记录翻身时间、卧位、皮肤异常部位、面积及情况(潮湿、压红、压红消退时间、水疱、破溃、感染等)
注意事项	防止局部长期受压。对有头发遮挡的枕骨粗隆、耳郭背面,应特别注意扒开头发认真检查
	照护过程中防止手表、指甲划伤老年人的皮肤。应常修剪老年人的指(趾)甲,以防自伤。便器等护理用具应完好,防止刮伤、蹭伤皮肤
	鼓励老年人尽量做力所能及的活动,如下床、关节自主运动等,以促进静脉血液回流,起到预防压疮的作用

Ⅱ度压疮老年人的照护

任务准备

为老年人翻身及Ⅱ度压疮识别的任务准备见表2-34。

表2-34　为老年人翻身及Ⅱ度压疮识别的任务准备

任务准备	具体内容
环境准备	环境安静,整洁,光线柔和,温、湿度适宜,关闭门窗,必要时用屏风遮挡
护理员准备	衣着整洁,用七步洗手法洗净双手,温暖双手,戴口罩
老年人准备	排便、排尿
用物准备	手消毒液、气垫床、棉垫、体位垫、碘伏、无菌注射器、敷料或药物、压疮测量尺、胶布、垃圾桶等

知识准备

此期的照护重点在于保护创面,避免感染。除Ⅰ度压疮的照护措施之外,加强创面水疱内渗液的保护和处理。

(1)对未破的细小水疱,减少和避免摩擦,防止破裂感染,让其自行吸收,按伤口标准消毒后,贴透气薄膜敷料,待水疱吸收后将敷料撕掉。

(2)对大水疱,在无菌条件下处理,先消毒局部皮肤,在水疱边缘用注射器抽出疱内液体或用针头刺破水疱,用无菌棉签挤压干净疱内液体或用无菌纱布吸干水疱内的渗液,贴透气薄膜敷料,待水疱吸收后将敷料撕掉。

每天观察,如水疱又出现,重复上述处理。

任务实施

为老年人翻身及Ⅱ度压疮识别的任务实施见表 2-35。

表 2-35 为老年人翻身及Ⅱ度压疮识别的任务实施

任务实施	具体要求
沟通与评估	携用物进入房间,核对信息
	向老年人说明进行压疮护理的目的,使其做好身心准备
	评估老年人的意识、心理状态、活动能力及配合度
实施	将用物放在床头桌上
	对能自理的老年人,鼓励其自行翻身
	对不能自理的老年人:护理员一手抬起老年人头部,另一手将枕头移至对侧;将老年人双手交叉,近侧手放在对侧手上方:双脚交叉,近侧脚放在对侧脚上方;一手托住老年人肩颈部,另一手托住老年人腰臀部,将老年人稍移向自己;再次向对侧用力,使老年人翻至对侧,保证观察部位朝向自己
	将体位垫放于老年人背部支撑身体,以维持舒适安全的体位,询问老年人是否合适
	根据老年人的常用体位选择观察部位。 (1)仰卧位:枕骨、肩胛部、肘部、脊椎体隆突处、骶尾部、足跟。 (2)侧卧位:被压侧的耳郭、肩部、髓部、膝关节的内外侧、内外踝。 (3)俯卧位:面颊、肩峰、女性乳房、男性生殖器、髂前上棘、膝部、足趾。 (4)坐位:坐骨结节
	观察发生压疮处的颜色、深度、组织形态、渗出液、周围的皮肤状况
	用生理盐水清洁局部
	对小水疱(直径小于 2cm),清洁后可采用透明薄膜、水胶体、泡沫敷料覆盖。对大水疱(直径大于 2cm),局部消毒后用无菌注射器从水疱的最下端抽出疱内液体,再为表面覆盖透明薄膜、水胶体。若水疱内再次出现较多液体,可在薄膜外消毒后直接穿刺抽液

续表

任务实施	具体要求
实施	为老年人使用充气床垫，或采取局部减压的保护措施，使用合适的体位垫，使压疮部位悬空
整理与记录	整理好用物及床单位，避免皱褶，发现潮湿及时更换
	垃圾分类放置
	用七步洗手法洗手
	记录皮肤异常部位的表现和处理措施，并报告医护人员
注意事项	防止局部长期受压。对有头发遮挡的枕骨粗隆、耳郭背面进行认真检查
	照护过程中防止手表、指甲划伤老年人的皮肤。应经常修剪指甲，以防自伤。应保持便器等护理用具完好，防止刮伤、蹭伤皮肤
	鼓励老年人尽量做力所能及的活动，如下床、关节自主运动等，以促进静脉血液回流，起到预防压疮的作用
	抽吸水疱和处理创面时，应注意无菌操作

Ⅲ度压疮老年人的照护

任务准备

为老年人翻身及Ⅲ度压疮识别准备见表2－36。

表2－36　为老年人翻身及Ⅲ度压疮识别准备

任务准备	主要内容
环境准备	环境安静，整洁，光线柔和，温、湿度适宜，关闭门窗，必要时用屏风遮挡
护理员准备	着装整洁，用七步洗手法洗净双手，温暖双手，戴口罩
老年人准备	排便、排尿
用物准备	无菌碗、消毒棉球、无菌镊子、止血钳、气垫床、棉垫、体位垫、碘伏、换药物品、无菌注射器、敷料或药物、压疮测量尺、无菌器械剪、胶布等

知识准备

一、浅度溃疡期

重点是清洁创面，消除坏死组织，处理伤口渗出液，促进肉芽组织生长，并预防和控制感染。

（一）治疗感染

清创、引流、换药、合理使用抗生素。创面无感染时，可用生理盐水冲洗伤口及周围皮肤，除去残留在伤口上的表皮破损组织；创面有感染或疑似感染时，可根据检查结果或遵医嘱选用合适的冲洗液。

（二）防止创面污染

可用贴膜或敷料来防止创面污染。

（三）促进压疮愈合

保持局部清洁、干燥，用红外线照射创面，1～2 次/日，10～15 分/次。照射后，用外科无菌换药法处理创面。

二、坏死溃疡期

重点是去腐生肌。除继续加强浅度溃疡期的照护措施外，还可采用清创术清除创面或创缘无活力的坏死组织，保护暴露的骨骼、肌肉和肌腱。

（一）溃疡面有脓液

先用优琐溶液或依沙吖啶溶液清洁创面，再用无菌敷料包扎。

（二）溃疡面较深且引流不畅

应用 3%过氧化氢溶液冲洗，以抑制厌氧菌。

（三）高压氧治疗

可增加血中氧分压和物理溶解氧，以利于组织的再生和修复。

任务实施

为老年人翻身及Ⅲ度压疮识别的任务实施见表 2-37。

表 2-37 为老年人翻身及Ⅲ度压疮识别的任务实施

<table>
<tr><th>任务实施</th><th>具体要求</th></tr>
<tr><td rowspan="3">沟通与评估</td><td>携用物进入房间，核对信息</td></tr>
<tr><td>向老年人说明进行压疮护理的目的，使其做好身心准备</td></tr>
<tr><td>评估老年人的身体营养状况、意识、心理状态、活动能力及配合度</td></tr>
<tr><td rowspan="9">实施</td><td>将用物放在床头桌上</td></tr>
<tr><td>对能自理的老年人，鼓励其自行翻身</td></tr>
<tr><td>对不能自理的老年人：护理员一手抬起老年人头部，另一手将枕头移至对侧；将老年人双手交叉，近侧手放在对侧手上方；双脚交叉，近侧脚放在对侧脚上方；一手托住老年人肩颈部，另一手托住老年人腰臀部，将老年人稍移向自己；再次向对侧用力，使老年人翻至对侧，保证观察部位朝向自己</td></tr>
<tr><td>协助老年人取合适体位，暴露压疮部位</td></tr>
<tr><td>戴手套，揭开伤口外层敷料，用止血钳取下内层敷料，若敷料粘连创面，用生理盐水浸湿片刻再取下</td></tr>
<tr><td>观察压疮处组织的颜色、深度、形态、渗出液、周围的皮肤状况</td></tr>
<tr><td>用消毒棉球清洗创面，拭净分泌物等。用器械剪除坏死组织，痂皮等，以促进肉芽组织生长。选择敷料并固定(敷料大于伤口边缘 2～3cm 为宜)，避免创面受压</td></tr>
<tr><td>根据渗出液多少决定换药间隔时间</td></tr>
<tr><td>增加翻身次数，避免局部过度受压。为老年人使用体位垫或采取局部减压等保护措施</td></tr>
<tr><td rowspan="4">整理与记录</td><td>整理好用物及床单位，避免皱褶，发现潮湿及时更换</td></tr>
<tr><td>垃圾分类放置</td></tr>
<tr><td>用七步洗手法洗手</td></tr>
<tr><td>记录皮肤异常部位的表现和处理措施，并报告医护人员</td></tr>
<tr><td rowspan="4">注意事项</td><td>防止局部长期受压。对有头发遮挡的枕骨粗隆、耳郭背面进行认真检查</td></tr>
<tr><td>照护过程中防止手表、指甲划伤老年人的皮肤。应经常修剪指甲，以防自伤。应保持便器等护理用具完好，防止刮伤、蹭伤皮肤</td></tr>
<tr><td>换药时，两把镊子不能混用，一把用于传递无菌敷料，另一把用于接触伤口敷料</td></tr>
<tr><td>避免潮湿、按摩及排泄物的刺激，增加局部血液循环，增加营养摄入</td></tr>
</table>

任务 3.2　雾化吸入、吸痰、吸氧

任务准备

为老年人做雾化吸入的任务准备见表 2 - 38。

表 2 - 38　为老年人做雾化吸入的任务准备

任务准备	具体内容
环境准备	整洁，光线合适，温、湿度适宜
护理员准备	衣着整洁，洗手，戴口罩，掌握沟通交流技巧
老年人准备	平卧于床上
用物准备	治疗车、超声波雾化吸入器 1 套、洗消液、治疗盘（内置药液）、冷蒸馏水、无菌生理盐水、水温计、50mL 注射器、弯盘、纸巾、毛巾、漱口杯、温水、垃圾桶、记录单、笔等

为老年人做氧气雾化吸入的任务准备见表 2 - 39。

表 2 - 39　为老年人做氧气雾化吸入的任务准备

任务准备	具体内容
环境准备	环境安静、整洁，光线合适，温、湿度适宜，无烟火及易燃物
护理员准备	衣着整洁，洗净双手，戴口罩
老年人准备	半卧于床上
用物准备	氧气筒或中心供氧装置（检查性能完好）、一次性使用气流雾化器、药液、注射器、毛巾、漱口杯、温水等

中心吸引装置吸痰的任务准备见表 2 - 40。

表 2 - 40　中心吸引装置吸痰的任务准备

任务准备	具体内容
环境准备	整洁，光线合适，温、湿度适宜
护理员准备	衣着整洁，洗手，戴口罩，掌握沟通交流技巧
老年人准备	平卧于床上
用物准备	中心吸引装置（贮液瓶内盛 100mL 消毒液）、治疗盘、治疗碗、无菌生理盐水、弯盘、一次性吸痰包、开口器、手消毒液、毛巾、垃圾桶等，必要时备压舌板

电动吸引器吸痰的任务准备见表 2-41。

表 2-41 电动吸引器吸痰的任务准备

任务准备	具体内容
环境准备	环境安静整洁,光线合适,温、湿度适宜
护理员准备	衣着整洁,洗净双手,戴口罩
老年人准备	平卧于床上
用物准备	电动吸引器(操作前连接电源,打开开关,检查性能是否良好、连接是否正确,关上开关备用)、治疗盘、治疗碗、无菌生理盐水、弯盘、一次性无菌吸痰管数根、无菌手套、开口器、电插板、手消毒液、垃圾桶、记录单、笔等,必要时备压舌板

为老年人做鼻氧管吸氧(氧气筒)的任务准备见表 2-42。

表 2-42 为老年人做鼻氧管吸氧(氧气筒)的任务准备

任务准备	具体内容
环境准备	环境安静、整洁,光线合适,温、湿度适宜
护理员准备	衣着整洁,洗净双手,戴口罩
老年人准备	半卧于床上
用物准备	氧气筒及吸氧装置(氧气表、湿化瓶、通气管)。治疗车上层:治疗盘内备治疗碗(内盛冷开水)、弯盘、一次性鼻氧管、棉签、扳手。治疗车下层:生活垃圾桶、医疗垃圾桶。治疗盘外备用氧记录单、笔、用氧标识、手消毒液、湿巾或纸巾等
装氧气表	除尘:先打开氧气筒总开关(逆时针转 1/4 周),放出少量氧气,以冲掉气门上的灰尘,随即关好开关(顺时针)。 装表:将氧气表稍向后倾,置于氧气筒的气门上,用手初步旋紧,再用扳手拧紧,使氧气表直立于氧筒旁。 接湿化瓶:连接湿化瓶,确认流量开关处于关闭状态。 接管与检查:将氧气管一端接氧气表,先打开总开关,再打开流量开关,检查氧气装置有无漏气、氧气能否通畅流出及管内压力值。 关闭流量开关,备用

为老年人做鼻氧管吸氧(中心系统供氧)的任务准备见图表 2-43。

表 2-43 为老年人做鼻氧管吸氧(中心系统供氧)的任务准备

任务准备	具体内容
环境准备	环境安静、整洁,光线合适,温、湿度适宜
护理员准备	衣着整洁,洗净双手,戴口罩

续表

任务准备	具体内容
老年人准备	半卧于床上
用物准备	治疗车上层：治疗盘内备吸氧装置（氧气流量表、湿化瓶）、治疗碗（内盛冷开水）、弯盘、一次性鼻氧管、棉签。治疗车下层：生活垃圾桶、医疗垃圾桶。治疗盘外备用氧记录单、笔、用氧标识、手消毒液、湿巾或纸巾等

知识准备

一、雾化吸入

雾化吸入是利用雾化装置使药液形成细微的雾滴并以气雾状喷出，经鼻或口吸入呼吸道，达到治疗和预防疾病的方法。雾化吸入时药物可直接作用呼吸道局部，对呼吸道疾病起效快、用药量少、不良反应轻。常用的雾化吸入的方法有超声波雾化吸入、氧气雾化吸入、手压式雾化吸入。

（一）常用药物

1. 稀释痰液药物

常用α-糜蛋白酶、乙酰半胱氨酸（乙酰半胱氨酸）、氨溴索（沐舒坦）、普米克令舒（吸入用布地奈德混悬液）等。

2. 抗生素类药物

常用庆大霉素、卡那霉素等。

3. 解除支气管痉挛药物

常用氨茶碱、沙丁胺醇、异丙托溴铵、特布他林等。

4. 减轻呼吸道黏膜水肿药物

常用地塞米松。

（二）目的

1. 湿化气道

常用于呼吸道湿化不足、痰液黏稠的老年人。

2. 预防、控制呼吸道感染

吸入抗感药、祛痰药以消除炎症，减轻呼吸道黏膜水肿，稀释痰液，帮助祛痰。常用于呼吸道感染、支气管扩张、肺脓肿、肺结核等老年人，也可作为胸部手术前后老年人的常规治疗手段。

3. 改善通气功能

解除支气管痉挛，常用于支气管哮喘等老年人。

4. 治疗肺癌

间歇吸入抗癌药物，以治疗肺癌等。

素质拓展

（三）常用的雾化吸入技术

1. 超声雾化吸入

超声波雾化吸入是利用超声波声能，将药液变成细微的气雾，由呼吸道吸入的方法。其特点是雾量大小可以调节，雾滴小而均匀（直径在 5μm 以下），药液随着深而慢的吸气可被吸入终末支气管及肺泡。雾化器电子部分产热能对雾化液轻度加温，可使老年人吸入的气雾温暖舒适。

（1）基本结构：超声雾化吸入器是由超声波发生器、水槽、晶体换能器、雾化罐、透声膜、螺纹管和口含嘴或面罩组成。

（2）作用原理：超声波发生器通电后输出高频电能，电能通过水槽底部的晶体换能器转换为超声波声能，声能振动并透过雾化罐底部的透声膜作用于罐内的药液，使药液表面张力和惯性受到破坏，成为细微雾滴喷出，通过螺纹管随着老年人深而慢的吸气而进入呼吸道。

2. 氧气雾化吸入

氧气雾化吸入是利用一定压力的氧气产生高速气流，破坏药液表面张力，使药液形成雾状，随吸气进入呼吸道的方法。

作用原理：氧气雾化吸入器也称射流式雾化器，是利用高速氧气气流通过毛细管并在管口产生负压，将药液由邻近的小管吸出，所吸出的药液又被毛细管口的高速气流撞击成细微的雾滴喷出，随老年人吸气而进入呼吸道。

3. 手压式雾化吸入

手压式雾化吸入是将药液预置于雾化器内的送雾器中，将雾化器倒置，利用其内形成的高压，用拇指按压雾化器顶部，药液便可从喷嘴射出，形成细微的气雾，作用于口腔及咽部气管、支气管黏膜，进而局部吸收的治疗方法。

手压式雾化吸入适用于支气管哮喘和喘息性支气管炎时使用肾上腺素类药、氨茶碱或沙丁胺醇等支气管解痉药的对症吸入治疗。

二、吸痰

吸痰是经口腔、鼻腔、人工气道插入吸痰管，利用负压吸引原理将呼吸道的分泌物吸出的方法。常用的吸痰装置有中心负压吸引装置、电动吸引器两种。

（一）适用对象

不能有效咳嗽、排痰的危重、昏迷者；年老体弱无力有效咳嗽、排痰者。

（二）目的

（1）清除呼吸道分泌物，保持呼吸道通畅。

（2）促进呼吸功能，改善肺通气。

（3）预防肺不张、坠积性肺炎等并发症。

（三）常用吸痰术

1. 中心吸引装置吸痰

（1）基本结构：吸引器管道连接到老年人床前，使用时只需接上吸痰贮液瓶和吸痰导管，开启开关，即可吸痰。

（2）操作流程总结：准备用物—核对解释—调节负压—准备溶液—检查口鼻—安置体位—连接导管—按顺序吸痰—抽吸冲洗—观察—安置老年人—整理用物—准确记录。

2. 电动吸引器吸痰

（1）基本结构：电动吸引器由马达、偏心轮、气体过滤器、压力表、安全瓶、链接管组成。安全瓶和贮液瓶为1000mL，瓶塞上有两个玻璃管，并与橡胶管相连。电源接通后，可使瓶内产生负压，将痰液吸出。

（2）操作流程总结：同中心吸引装置吸痰。

3. 紧急情况且无吸引设备时吸痰

（1）注射器吸痰：取50～100mL注射器，打开外包装，取下注射针头。注射器连接吸痰管进行抽吸痰液，通畅呼吸道。操作过程中保持无菌操作。

（2）口对口吸痰：操作者托起老年人下颌，使其头后仰，捏住老年人鼻孔，口对口吸出呼吸道分泌物，保持呼吸道通畅。

口腔吸痰

三、吸氧

吸氧是通过给氧提高动脉血氧分压和动脉血氧饱和度，增加动脉血氧含量的一种治疗方法。氧气为生命活动所必需，如组织得不到足够的氧或不能充分利用氧，组织的代谢、功能，甚至形态结构都可能发生异常改变。

（一）缺氧的分类

1. 低张性缺氧

低张性缺氧由吸入气体中氧分压过低、肺通气障碍、静脉血分流入动脉引起。其主要特点是动脉血氧分压降低、动脉血氧含量减少、组织供氧不足。老年人以低张性缺氧常见，特别是慢性阻塞性肺疾病老年人。

2. 血液性缺氧

血液性缺氧由血红蛋白含量减少或性质改变所致，造成血氧浓度降低或血红蛋白中结合的氧不易释放所致，常见于贫血、一氧化碳中毒、高血红蛋白血症等老年人。

3. 循环性缺氧

循环性缺氧由组织血流量减少使组织供氧量减少所致，常见于休克、心力衰竭等老年人。

4. 组织性缺氧

组织性缺氧由组织细胞利用氧异常所致，其原因为组织中毒、细胞损伤等，常见于氰化物中毒、大量放射性照射等老年人。

（二）缺氧程度

1. 轻度缺氧

动脉氧分压 60～80mmHg，动脉血氧饱和度＞80％。老年人无发绀，呼吸困难不明显，神志清楚。

2. 中度缺氧

动脉氧分压 40～60mmHg，动脉血氧饱和度为 60％～80％。老年人皮肤、口唇发绀，呼吸困难明显，神志清楚，烦躁不安。

3. 重度缺氧

动脉氧分压＜40mmHg，动脉血氧饱和度＜60％。老年人皮肤、口唇显著发绀，极度呼吸困难，出现“三凹症”甚至昏迷等。

（三）用氧目的

纠正各种原因造成的缺氧状态，促进组织新陈代谢，维持机体生命活动。

（四）用氧方法

(1)鼻氧管给氧法：指将鼻导管从老年人一侧鼻腔插入鼻咽部，吸入氧气的方法。该方法节省氧气，但高流量长时间吸氧可刺激鼻腔黏膜，使老年人感觉不适。

(2)鼻塞给氧法：将鼻塞塞入鼻孔前庭内即可给氧。该方法刺激性小，老年人较为舒适，适用于长期吸氧的老年人。

(3)面罩给氧法：将面罩置于老年人的口鼻部供氧，氧气自下端输入。呼出的气体从面罩两侧孔排出。给氧时，必须有足够的氧流量，一般需 6～8L/min。该方法适用于张口呼吸且病情较重、躁动不安的老年人。

(4)头罩给氧法：将老年人头部置于头罩内，头罩上有多个孔，可以保持头罩内有一定的氧浓度、温度和湿度。使用时，头罩与颈部之间要保持适当的空隙，以防止二氧化碳潴留及重复吸入。

(5)氧气枕给氧法：氧气枕是一长方形橡胶枕，枕的一角有一橡胶管，上有调节器，可调节氧流量。氧气枕充入氧气、接上湿化瓶及导管即可使用。该方法用于家庭氧疗，以及危重老年人的抢救和转运途中以氧气枕临时代替氧气装置。

（五）氧浓度和氧流量的关系

吸氧浓度(%)＝21＋4×氧流量(L/min)

（六）供氧装置及常用吸氧技术

1. 氧气筒及氧气表供氧装置吸氧

氧气筒及氧气表供氧装置的基本结构见图 2－3。

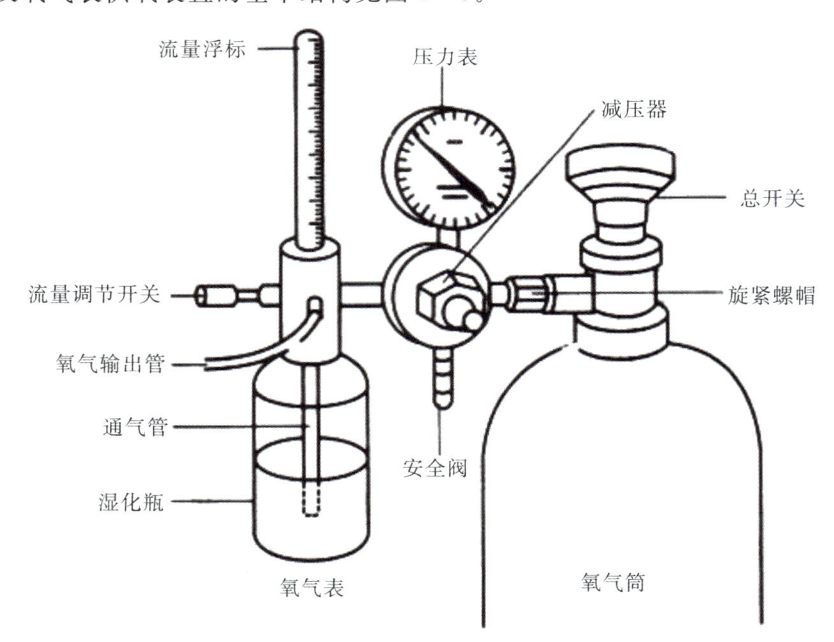

图 2－3 氧气筒及氧气表供氧装置的基本结构

(1)氧气筒:为一圆柱形无缝钢筒,筒内可耐高压达14.7MPa(150kg/cm²),可容纳氧气6000L。氧气筒顶部有一总开关,可控制氧气的进出。氧气筒颈部的侧面与氧气表相连,是氧气自筒中输出的途径。

(2)氧气表由压力表、减压器、流量表、湿化瓶及安全阀组成。①压力表:可测知筒内氧气的压力,用"MPa(kg/cm²)"表示,压力越大,表明筒内氧气存量越多。当压力表指针至0.5MPa(5kg/cm²)时,氧气筒应挂"空"标识,即不可再用,以防灰尘进入氧气筒内,再次充气时发生爆炸。②减压器:为一种弹簧自动减压装置,可将来自筒内氧气的压力减至0.2~0.3MPa(2~3kg/cm²),使氧气流量平稳,便于使用。③流量表:用来测量每分钟氧气的流出量。当氧气通过流量表时,将表内的浮标吹起,可得知每分钟氧气的流量。④湿化瓶:具有湿化氧气及观察氧气流量的作用,一般瓶内盛1/3~1/2蒸馏水或冷开水,通气管浸入水中,出气管与鼻导管相连。⑤安全阀:当氧气流量过大、压力过高时,安全阀内部活塞自行上推、使过多的氧气由四周小孔流出,以保证安全。

2.氧疗监护

(1)缺氧症状:老年人由烦躁不安转为安静,心率变慢,血压上升,呼吸平稳,皮肤红润、温暖,发绀消失时,说明缺氧症状改善。

(2)实验室检查:实验室检查指标可作为氧疗监护的客观指标,主要观察氧疗后动脉血氧分压(正常值为95~100mmHg)、动脉血二氧化碳分压(正常值为35~45mmHg)、动脉血氧饱和度(正常值为95%~100%)。

(3)氧疗的不良反应:当吸入氧气浓度超过60%、持续时间超过24h,或吸入氧气浓度为100%、时间超过4h时,可出现氧疗的不良反应。常见的不良反应有以下几种。①氧中毒:主要表现为胸骨后不适、锐痛、灼热感,继而出现呼吸增快、恶心、呕吐、烦躁不安、干咳。预防措施是避免长时间,高浓度氧疗,定期做血气分析,动态观察氧疗效果。②肺不张:吸入高浓度氧气后,肺泡内氮气被大量置换,一旦支气管有阻塞时,肺泡内的氧气被肺循环血液迅速吸收,导致肺泡塌陷,引起吸入性肺不张。其主要表现为烦躁,呼吸、心率增快,血压上升,呼吸困难,发绀,昏迷等。预防措施是鼓励老年人多深呼吸,多咳嗽,经常改变卧位,防止分泌物阻塞。③呼吸道分泌物干燥:氧气为干燥气体,如持续吸入未经湿化且浓度较高的氧气,可致呼吸道黏膜干燥,分泌物黏稠、不易排出,有损纤毛运动。预防措施是氧气吸入前先湿化,也可定期做雾化吸入。④呼吸抑制:见于Ⅱ型呼吸衰竭老年人(动脉血氧分压降低,动脉二氧化碳分压增高),动脉二氧化碳分压长期处于高水平,呼吸中枢失去了对二氧化碳的敏感性,呼吸的调节主要依靠缺氧对外周化学感受器的刺激来维持。吸入高浓度氧后,血氧浓度迅速上升,解除了缺氧对呼吸的刺激作用,但二氧化碳潴留没有得到缓解,对呼吸中枢的抑制仍在,甚至出现呼吸停止。预防措施是对Ⅱ型呼吸衰竭老年人,应给予低浓度、低流量(1~2L/min)持续给氧,维持动脉血氧分压在60mmHg或动脉血氧饱和度于90%或略高即可。

3. 中心供氧装置吸氧

氧气由养老院集中供给，中心供氧站通过管道将氧气送至养老院各房间，供氧站设总开关，各用氧单位有固定在墙上的氧气插孔，连接特制的流量表，打开流量表即可使用。该方法迅速、方便，较为常用。

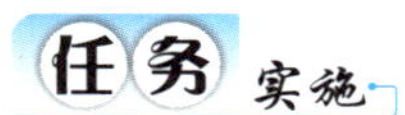

雾化吸入

为老年人做超声雾化吸入的任务实施见表 2－44。

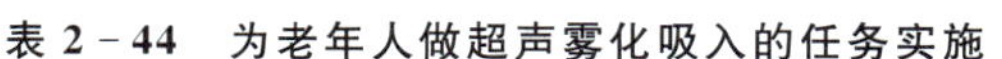
表 2－44 为老年人做超声雾化吸入的任务实施

任务实施	具体要求
沟通与评估	携用物进入房间，核对信息
	评估老年人的意识，心理状态，活动能力，呼吸道、面部及口腔黏膜情况，对超声雾化吸入的认知及合作程度
	向老年人说明超声雾化吸入的目的和配合方法，使其做好身心准备
实施	将超声雾化吸入器主机与各附件连接，在水槽内加入冷蒸馏水至浮标浮起，要求浸没雾化罐底部的透声膜，水量在最高和最低水位之间
	核对用药后，将药液稀释至 30～50mL 并加入雾化罐内，检查无漏水后，将雾化罐放入水槽内，盖好水槽盖
	连接口含嘴(或面罩)
	协助老年人取舒适卧位，将毛巾围于颌下
	接通雾化器电源，打开电源开关，预热 3min，再开雾化开关调节雾量，定时
	雾气喷出后，协助老年人将口含嘴放入口中或将面罩固定好，指导老年人用嘴做深而慢的吸气，用鼻呼气，以利于药液吸入
	观察老年人吸入药液后的反应及效果，如有剧烈咳嗽，应暂时停止雾化。每次雾化 15～20min，或直到没有雾气喷出
	雾化完毕，取下口含嘴(或面罩)，用毛巾擦干老年人面部，先关雾化开关，再关电源开关，以免损坏仪器
整理与记录	整理用物及床单位，协助老年人取舒适体位，倒净水槽内的水并擦干，将雾化罐、连接管、口含嘴(或面罩)浸泡于消毒液中 1h，然后洗净、晾干备用
	垃圾分类放置
	用七步洗手法洗手
	记录雾化药液、雾化方式、雾化时间、老年人反应等

续表

任务实施	具体要求
注意事项	严格执行查对制度。治疗前，检查机器各部件，确保性能良好、连接正确
	晶体换能器和透声膜薄而脆，安放时动作要轻，以免破损
	水槽和雾化罐内切忌加温水或热水，连续使用时应间隔 30min。如发现水温超过 50℃或水量不足，应关机更换或加入冷蒸馏水
	治疗过程中如发现雾化罐内的药液过少需添加液，可直接从小孔中加入，不必关机
	每次雾化后要及时漱口，面罩式吸入者还需擦干净口鼻部以外的雾珠，这样可以防止残留雾滴刺激口鼻处的皮肤，以免引起皮肤过敏或受损

为老年人做氧气雾化吸入的任务实施见表 2－45。

表 2－45 为老年人做氧气雾化吸入的任务实施

任务实施	具体要求
沟通与评估	携用物进入房间，核对信息
	向老年人说明氧气雾化吸入的目的和配合方法，使其做好身心准备
	评估老年人的意识、活动能力及配合度
实施	将用物放在床头桌上，协助老年人取舒适卧位，将毛巾围于颌下
	核对药物后，用注射器抽净药液，打入雾化杯内
	连接雾化器至氧源，注意各部位连接紧密，无漏气
	调节氧流量为 6～8L/min，注意氧气湿化瓶内不放水
	对能自理的老年人，鼓励其取舒适坐位。对不能自理的老年人，协助其取坐位或半坐位。指导老年人手持雾化器，将口含嘴放入口中，紧闭口唇，用嘴深吸气，吸气后再屏气 1～2s，用鼻呼气。如此反复，直到药液吸完
	雾化完毕，取下雾化器，关闭氧源，嘱老年人漱口
	在氧气雾化吸入过程中，随时观察老年人的呼吸情况，如有无呼吸困难、能否耐受雾化吸入等，若发现异常，应立即停止雾化吸入，并及时报告医护人员进行处理
整理与记录	整理用物及床单位，协助其取舒适体位(必要时嘱老年人漱口)
	将口含嘴和雾化杯洗净、晾干备用
	用七步洗手法洗手
	记录雾化药液、雾化方式、雾化时间、老年人反应等

续表

任务实施	具体要求
注意事项	严格执行查对制度，遵守消毒隔离原则，氧气雾化吸入器应专人专用
	正确使用供氧装置，雾化时带氧气进，带氧气出。操作时严禁接触烟火和易燃品，注意用氧安全
	雾化吸入过程中注意检查各连接处有无松动、脱落等异常情况。雾化时氧流量不可过大，以免损坏雾化器
	氧气湿化瓶内勿盛水，以免湿化瓶内液体进入使药液稀释而影响疗效
	雾化过程中如老年人感到疲劳，可关闭氧气，停止雾化，适时再行吸入

为老年人做手压式雾化吸入的任务实施见表 2-46。

表 2-46 为老年人做手压式雾化吸入的任务实施

任务实施	具体要求
工作准备	环境准备：环境安静整洁，光线合适，温、湿度适宜
	护理员准备：衣着整洁，洗净双手，戴口罩
	老年人准备：能配合取坐位、半卧位或侧卧位
	用物准备：手压式雾化器 1 个、漱口杯、温水、纸巾、洗消液等
沟通与评估	携用物进入房间，核对信息
	向老年人说明雾化吸入的目的和配合方法，使其做好身心准备
	评估老年人的意识、活动能力及配合度
实施	将用物放在床头桌上，协助老年人取舒适卧位。对能自理的老年人，鼓励其取舒适坐位。对不能自理的老年人，应协助其取坐位或半坐位
	核对药物后，指导老年人取下雾化器保护盖，充分摇匀药液，倒置雾化器
	嘱老年人将口含嘴放入口中，紧闭口唇，用鼻子平静呼气，用嘴深吸气，在吸气开始时，按压气雾瓶顶部，使之喷药，然后屏气，尽可能延长吸气时间，最好维持 10s 左右，然后呼气，反复 1 或 2 次
	雾化完毕，取下雾化器
整理与记录	协助老年人清洁口腔，擦干面部
	协助取舒适体位，整理用物及床单位
	用七步洗手法洗手
	记录雾化药液、雾化方式、执行时间、老年人反应等
注意事项	使用前，应检查雾化器各部件是否完好，以及有无松动、脱落等异常情况
	每次进行 1 或 2 喷，两次之间的间隔时间不少于 4h
	雾化器使用后应放置在阴凉处保存（30℃以下），塑料外壳要定期清洁。应远离火炉、暖气、电热器等发热物体，以免瓶内高压液体受热而爆炸

中心吸引装置吸痰的任务实施见表2-47。

表2-47 中心吸引装置吸痰的任务实施

任务实施	具体要求
沟通与评估	携用物进入房间,核对信息
	向老年人说明吸痰的目的,使其做好身心准备
	评估老年人的意识、活动能力、配合度及口腔情况
实施	将用物放在床头桌上
	协助老年人取安全、舒适体位,若病情许可,将老年人头部转向一侧,面向操作者,检查老年人口腔,取下活动性义齿,在颌下垫治疗巾
	给老年人高流量吸氧3～5min,连接吸痰管,根据老年人的情况及痰液黏稠度调节负压至40～53.3kPa(300—400mmHg),用生理盐水试吸,检查导管是否通畅
	一手反折吸痰管末端,以免负压吸附黏膜引起损伤,另一手戴手套,持吸痰管前端插入口咽部,松开吸痰管末端,先吸口咽部分泌物,然后更换吸痰管,在老年人吸气时将吸痰管经咽部插入气管约15cm,或遇有阻力不能插入时后退导管0.5～1cm,将吸痰管左右旋转,自深部向上提拉,吸痰过程中注意观察老年人反应,如不能耐受,应立即停止操作。吸痰完毕,给老年人高流量吸氧3～5min,吸生理盐水冲管,保持导管通畅。每次抽吸时间不超过15s,如痰未吸尽,休息3～5min再吸
	吸痰后,清洁老年人口鼻部及面部,观察老年人面色、呼吸是否改善,观察吸出物的性质及黏膜有无损伤
	如果老年人清醒,安抚其不要紧张,指导其自主咳嗽,并告知其适当饮水,以利于痰液排出
整理与记录	整理用物及床单位,协助老年人取舒适体位
	垃圾分类放置
	用七步洗手法洗手
	记录吸痰效果及吸出物的量、颜色、性状等
注意事项	严格无菌操作,每根吸痰管只用1次
	吸痰管大小合适,成年人一般选择12～14号
	吸痰动作轻稳,吸痰管到达适宜深度前避免负压,逐渐退出的过程中提供负压,不可反复上下抽吸
	每次吸痰时间不超过15s,以免造成缺氧。对于有缺氧症状的老年人,吸痰前后应给予高浓度吸氧3min
	在吸痰管退出后,应用生理盐水抽吸冲洗,以防痰液堵塞吸痰管
	如果痰液黏稠,可配合进行叩背及雾化吸入,以便于痰液吸出

续表

任务实施	具体要求
注意事项	随时观察老年人的呼吸、面色、口唇变化，发现不适，应立即停止
	储液瓶内先放 100mL 消毒液，使吸出液不致黏附于瓶底，便于清洗、消毒，储液瓶内的液体要及时倾倒，不能超过储液瓶体积的 2/3，以免吸入马达内损坏机器
	吸引顺序：一般情况下，先吸口咽处，再吸气管处；对气管切开的老年人，应先吸气管切开处，再吸口咽部；对有口腔吸引禁忌证的老年人，应先从鼻腔吸引；对昏迷者，可用开口器、压舌板协助张口
	为老年人吸痰时，护理员应做好自我防护，避免直接接触分泌物，必要时戴护目镜，穿防护衣

电动吸引器吸痰的任务实施见表 2-48。

表 2-48　电动吸引器吸痰的任务实施

任务实施	具体要求
沟通与评估	携用物进入房间，核对信息
	向老年人说明吸痰的目的，使其做好身心准备
	评估老年人的意识、活动能力、配合度及口腔情况
实施	将用物放在床头桌上
	协助老年人取安全、舒适体位，若病情许可，将老年人的头部转向一侧，面向操作者，检查老年人口腔，取下活动性义齿，在颌下垫治疗巾
	将用物放在床头桌上
	协助老年人取安全、舒适体位，若病情许可，将老年人的头部转向一侧，面向操作者，检查老年人口腔，取下活动性义齿，在颌下垫治疗巾
	给老年人高流量吸氧 3～5min，连接吸引器电源，连接吸痰管，打开吸引器开关。根据老年人的情况及痰液黏稠度调节负压至 40～53.3kPa(300～400mmHg)，用生理盐水试吸，检查导管是否通畅
	一手反折吸痰管末端，以免负压吸附黏膜引起损伤，另一手戴手套，持吸痰管前端，插入老年人口咽部，松开吸痰管末端，先吸净口咽部分泌物，然后更换吸痰管，在老年人吸气时顺势将吸痰管经咽插入气管约 15cm，将吸痰管左右旋转，自深部向上提拉，吸净痰液，吸痰过程中注意观察老年人反应，如不能耐受，应立即停止操作。吸痰完毕，给老年人高流量吸氧 3～5min，吸生理盐水冲管，保持导管通畅。每次抽吸时间不超过 15s，如痰未吸尽，休息 3～5min 再吸
	吸痰后清洁老年人口鼻及面部，观察老年人的面色、呼吸是否改善，观察吸出物的性质及黏膜有无损伤
	如果老年人清醒，安抚其情绪，指导其自主咳嗽，并告知其适量饮水，以利于痰液排出

续表

任务实施	具体要求
整理与记录	整理用物及床单位，协助老年人取舒适体位
	垃圾分类放置
	用七步洗手法洗手
注意事项	同中心吸引装置吸痰

为老年人做鼻氧管吸氧(氧气筒)的任务实施见表 2-49。

表 2-49 为老年人做鼻氧管吸氧(氧气筒)的任务实施

任务实施	具体要求
沟通与评估	携用物进入房间，核对信息
	向老年人说明吸氧目的，使其做好身心准备
	评估老年人的意识、心理状态、活动能力、配合度及鼻腔情况等
实施	将用物放在床头桌上
	协助老年人取舒适卧位，用湿棉签清洁老年人的鼻腔并检查
	再次检查鼻氧管的有效期及有无破损，启封并取出鼻氧管
	将吸氧管与湿化瓶的出口相连接，打开并调节氧流量，将鼻氧管前端放入治疗碗中湿润，检查鼻氧管是否通畅
	将鼻氧管插入老年人鼻孔中，将导管环绕老年人耳部向下放置，调节松紧度。嘱老年人在吸氧过程中不要随意摘除鼻氧管或调节氧流量，如感到鼻咽部干燥或胸闷、憋气，要及时告知
	评估老年人胸闷、憋气等自觉症状的改善情况后，遵医嘱停氧
	向老年人核对、解释后，取下鼻氧管，擦净鼻部分泌物；关闭总开关，放出余气，关闭流量开关；卸下湿化瓶；用扳手旋松氧气表的螺帽，然后将氧气表卸下
整理与记录	整理用物及床单位，协助老年人取舒适卧位，在氧气筒上悬挂“空”或“满”标识
	垃圾分类放置
	用七步洗手法洗手
	记录给氧时间、氧流量、用氧过程中老年人的感受、结束用氧时间及用氧效果
注意事项	用氧前检查氧气筒内剩余压力是否足够。氧气筒内氧气不可用尽。当未用或氧气压力低于0.5MPa(5kg/cm^2)时，应分别悬挂“满”或“空”标识，以便于及时调换，也可避免使用时搬错。

续表

任务实施	具体要求
注意事项	严格遵守操作规程,注意用氧安全,做好"四防"(即防火、防热、防震、防油)。氧气筒应放在阴凉处,距暖气至少1m,离明火至少5m;筒上应标有"严禁烟火"标识;搬运时,避免倾倒撞击;氧气表及螺旋口上勿涂油,禁用带油的手装卸。 防止交叉感染,尽量用一次性物品,对重复使用的物品应定期消毒更换。例如,湿化瓶若非一次性,应每日更换湿化瓶和湿化液,并按消毒管理规范做好消毒处理。若为一次性湿化瓶,应按使用说明及时更换。 吸氧时,应先调节好氧流量,再给老年人使用;停氧时,应先取下导管,关总开关,再关氧流量开关。中途需改变氧流量时,先将鼻氧管与湿化瓶分离,调节好流量再接上,以免一旦开错,高流速氧气冲入呼吸道而损伤肺组织。 用氧过程中密切观察缺氧症状有无改善、呼吸是否通畅

为老年人做鼻氧管吸氧(中心系统供氧)的任务实施见表2-50。

表2-50 为老年人做鼻氧管吸氧(中心系统供氧)的任务实施

任务实施	具体要求
沟通与评估	携用物进入房间,核对信息
	向老年人说明吸氧目的,使其做好身心准备
	评估老年人的意识、心理状态、活动能力、配合度及鼻腔情况等
实施	将用物放在床头桌上
	协助老年人取舒适卧位,用湿棉签清洁老年人的鼻腔并检查
	取下氧气管道出口帽,安装流量表及湿化瓶。打开流量表开关,检查是否有氧气
	再次检查鼻氧管的有效期及有无破损,启封并取出鼻氧管
	将吸氧管与湿化瓶的出口相连接,打开并调节氧流量,将鼻氧管前端放入治疗碗中湿润,检查鼻氧管是否通畅
	将鼻氧管插入老年人鼻孔中,将导管环绕老年人耳部向下放置,调节松紧度。嘱老年人在吸氧过程中不要随意摘除鼻氧管或调节氧流量,如感到鼻咽部干燥或胸闷、憋气,要及时告知
	评估老年人胸闷、憋气等自觉症状的改善情况后,遵医嘱停氧
	向老年人核对、解释后,取下鼻氧管,擦净鼻部分泌物;关闭流量表调节阀,取下湿化瓶和流量表,盖好氧气管道出口帽
整理与记录	整理用物及床单位,协助老年人取舒适卧位
	垃圾分类放置
	用七步洗手法洗手
	记录给氧时间、氧流量、用氧过程中老年人的感受、结束用氧时间及用氧效果
注意事项	同表2-48的相关内容

任务评价

任务 3 考核

学生自评见表 2－51。

表 2－51 学生自评

<table>
<tr><th colspan="2">评价内容</th><th colspan="5">评定</th></tr>
<tr><td rowspan="6">参与态度</td><td rowspan="2">我认真参加每一次课堂活动、对每一次课堂活动保持浓厚的兴趣</td><td>A</td><td>B</td><td>C</td><td>D</td><td>E</td></tr>
<tr><td>5</td><td>4</td><td>3</td><td>2</td><td>1</td></tr>
<tr><td rowspan="2">我能积极学习各种相关知识，能主动查阅相关资料</td><td>A</td><td>B</td><td>C</td><td>D</td><td>E</td></tr>
<tr><td>8</td><td>6</td><td>4</td><td>2</td><td>0</td></tr>
<tr><td rowspan="2">我能发挥自身的优势，为小组提供必不可少的帮助，努力完成自己承担的任务</td><td>A</td><td>B</td><td>C</td><td>D</td><td>E</td></tr>
<tr><td>10</td><td>8</td><td>6</td><td>4</td><td>2</td></tr>
<tr><td rowspan="6">协作精神</td><td rowspan="2">我能积极配合小组完成各种操作，服从安排</td><td>A</td><td>B</td><td>C</td><td>D</td><td>E</td></tr>
<tr><td>10</td><td>8</td><td>6</td><td>4</td><td>2</td></tr>
<tr><td rowspan="2">我能积极地与组内、组间成员相互讨论，能完整、清晰地表达想法，尊重他人的意见和成果</td><td>A</td><td>B</td><td>C</td><td>D</td><td>E</td></tr>
<tr><td>10</td><td>8</td><td>6</td><td>4</td><td>2</td></tr>
<tr><td rowspan="2">课堂中，我和大家能互相学习和帮助，促进共同进步</td><td>A</td><td>B</td><td>C</td><td>D</td><td>E</td></tr>
<tr><td>5</td><td>4</td><td>3</td><td>2</td><td>1</td></tr>
<tr><td rowspan="6">创新和实践</td><td rowspan="2">我有浓厚的好奇心和探索欲望</td><td>A</td><td>B</td><td>C</td><td>D</td><td>E</td></tr>
<tr><td>8</td><td>6</td><td>4</td><td>2</td><td>0</td></tr>
<tr><td rowspan="2">在小组遇到问题时，我能提出合理的解决方法</td><td>A</td><td>B</td><td>C</td><td>D</td><td>E</td></tr>
<tr><td>8</td><td>6</td><td>4</td><td>2</td><td>0</td></tr>
<tr><td rowspan="2">课堂中，我能发挥个性特长，施展才华</td><td>A</td><td>B</td><td>C</td><td>D</td><td>E</td></tr>
<tr><td>8</td><td>6</td><td>4</td><td>2</td><td>0</td></tr>
<tr><td rowspan="6">能力提高</td><td rowspan="2">课堂中，我能运用多种渠道收集信息</td><td>A</td><td>B</td><td>C</td><td>D</td><td>E</td></tr>
<tr><td>8</td><td>6</td><td>4</td><td>2</td><td>0</td></tr>
<tr><td rowspan="2">课堂中遇到问题不退缩，并能自己想办法解决</td><td>A</td><td>B</td><td>C</td><td>D</td><td>E</td></tr>
<tr><td>10</td><td>8</td><td>6</td><td>4</td><td>2</td></tr>
<tr><td rowspan="2">我与他人交往的能力提高了</td><td>A</td><td>B</td><td>C</td><td>D</td><td>E</td></tr>
<tr><td>10</td><td>8</td><td>6</td><td>4</td><td>2</td></tr>
<tr><td>满分</td><td>100 分</td><td>最终得分</td><td colspan="2"></td><td>学生签字</td><td></td></tr>
<tr><td rowspan="3">总体体会</td><td colspan="6">我的收获：</td></tr>
<tr><td colspan="6">我的感受：</td></tr>
<tr><td colspan="6">我还需要努力的地方：</td></tr>
<tr><td>教学建议</td><td colspan="6"></td></tr>
</table>

学生互评见表 2－52。

表 2－52　学生互评(参照全国养老护理职业技能大赛操作评分标准)

项目	分值	扣分原因	得分	备注
工作准备	10			
沟通解释评估	15			
关键操作技能	50			
健康教育	8			
评价照护效果	5			
对操作者综合评价	12			
打分人		实际得分		
操作建议				

教师评价见表2-53。

表2-53 教师评价

<table>
<tr><th>项目</th><th>过程考核</th><th>考核内容</th><th>分值</th><th>扣分原因</th><th>得分</th></tr>
<tr><td>课堂表现</td><td colspan="2">认真听课，积极参与课堂活动，有独立的见解</td><td>10</td><td></td><td></td></tr>
<tr><td rowspan="3">知识</td><td>课前</td><td>预习任务完成情况</td><td>5</td><td></td><td></td></tr>
<tr><td>课中</td><td>重、难点掌握情况</td><td>10</td><td></td><td></td></tr>
<tr><td>课后</td><td>课后作业完成情况</td><td>5</td><td></td><td></td></tr>
<tr><td rowspan="6">能力</td><td>课前</td><td>预习技能探索</td><td>5</td><td></td><td></td></tr>
<tr><td rowspan="4">课中</td><td>技能操作掌握情况</td><td>10</td><td></td><td></td></tr>
<tr><td>小组团结合作情况</td><td>12</td><td></td><td></td></tr>
<tr><td>与老年人沟通能力</td><td>7</td><td></td><td></td></tr>
<tr><td>思维的条理性</td><td>4</td><td></td><td></td></tr>
<tr><td>课后</td><td>能力拓展完成情况、思维的创造性</td><td>10</td><td></td><td></td></tr>
<tr><td rowspan="4">素养</td><td colspan="2">能够尊老、敬老、爱老</td><td>8</td><td></td><td></td></tr>
<tr><td colspan="2">具有人文关怀、安全意识</td><td>6</td><td></td><td></td></tr>
<tr><td colspan="2">对待老年人有爱心、细心和耐心</td><td>4</td><td></td><td></td></tr>
<tr><td colspan="2">能够保护老年人的隐私</td><td>4</td><td></td><td></td></tr>
<tr><td>增值评价</td><td colspan="2">通过学生自我评价、学生互评、企业导师评价探索学生增值评价</td><td>20</td><td></td><td></td></tr>
<tr><td>打分人</td><td colspan="2"></td><td>实际得分</td><td colspan="2"></td></tr>
<tr><td>操作建议</td><td colspan="5"></td></tr>
</table>

企业导师评价见表 2－54。

表 2－54 企业导师评价

考核指标	考核项目	内容	评定				
知识能力	知识力	充分具备现任职务所要求的基础理论知识和实际业务知识	A	B	C	D	E
工作能力	理解力	能充分理解老年人的要求，干净利落地帮助其完成护理工作，不需要其反复强调	A	B	C	D	E
	判断力	能充分理解老年人的意图，根据其现状，随机应变，恰当处理。是否具有护理员所要求的判断力，能够果断地作出正确决策	A	B	C	D	E
	表达力	具备护理员所要求的表达力，并能进行一般联络及说明工作	A	B	C	D	E
	交涉力	在和企业导师交涉时，是否具备使双方诚服接受同意或达成协商的交涉能力	A	B	C	D	E
工作态度	纪律性	能够遵守企业工作纪律和规章制度，是否做到不迟到、早退及不脱岗等	A	B	C	D	E
	团队精神（协作性）	在工作中，是否考虑别人的处境，是否主动协助企业导师、同学和企业外人员做好工作；是否有意识地促使团队和谐	A	B	C	D	E
	积极性	对分配的任务是否不讲条件，主动积极，尽量多做工作，主动进行改进	A	B	C	D	E
评定标准：A. 非常优秀，理想状态；B. 优秀，满足要求；C. 基本满足要求；D. 略有不足；E. 不能满足要求		分数换算：A. 9～10 分，B. 7～8 分，C. 5～6 分，D. 3～4 分，E. 0～2 分。最终得分：72～80 分为非常优秀，56～64 分为优秀，40～48 分为合格，32 分及以下为不合格	评语				
			考核人签字				

能力拓展

YYX 型一次性吸氧管

YYX 型一次性吸氧管得到了广泛的应用。有研究证明，YYX 型一次性吸氧管湿化气道的效果明显优于传统吸氧管。其使用方法如下。

（1）空气流量计处于关闭状态，将流量计插入设备袋中。

（2）拔除加湿通路瓶体进口密封帽或撕下密封膜后，将加湿通路瓶体进气口插入磁流量计快插接头内，听到“咔”声并略用力向下拉动不脱离即为连接成功。

（3）拔下加湿通路瓶体出气口密封帽或撕下密封膜，接通氧气，调至所需流量。

（4）10s 后，将输送管路与加湿通路瓶体出气口连接即可吸氧。

（5）卸载时，应确保流量计处于关闭状态，在握持加湿通路瓶体的同时将快插取下。

任务 4　安宁照护

任务描述

王爷爷，78 岁。老年痴呆晚期，记忆力完全丧失，肌张力异常，大、小便失禁，生活完全不能自理，最近合并严重感染，生命体征不平稳。王爷爷早年丧偶，育有一双儿女。听闻王爷爷病情危重后，其儿女在房间内哭泣。现需护理员为临终老年人家属提供心理慰藉。

学习目标

老年痴呆的护理

一、知识目标

（1）了解安慰临终老年人家属的方法。

（2）掌握临终老年人的心理特征。

二、技能目标

（1）能运用肢体语言给予老年人家属心理慰藉。

（2）能够为临终老年人家属提供心理慰藉及哀伤应对。

三、素质目标

树立唯物主义死亡观，维护临终老年人及家属的尊严和权利。

任务准备

为临终老年人提供沟通和陪伴的任务准备见表2－55。

表2－55　为临终老年人提供沟通和陪伴的任务准备

任务准备	具体内容
环境准备	环境安静、整洁，光线合适，温、湿度适宜
护理员准备	着装整洁，七步洗手法洗净双手，保持良好心态
老年人准备	衣物整洁，取舒适卧位
用物准备	记录单1份、笔1支

为临终老年人家属提供心理慰藉及哀伤应对的任务准备见表2－56。

表2－56　协助为临终老年人家属提供心理慰藉及哀伤应对的任务准备

任务准备	具体内容
环境准备	环境安静、整洁，光线合适，温、湿度适宜
护理员准备	服装整洁、心态良好
老年人准备	临终老年人衣物整洁、体位舒适，家属情绪平稳、愿意沟通
用物准备	记录单1份、笔1支

从某种意义上讲，死亡只是生命过程的节点，但不是照护工作的终点，面对死亡，我们要做的不仅是让每个生命有尊严地谢幕，而且要用我们的专业知识与技能让临终老年人家属积极面对并陪伴临终老年人共同走过生命的最后一程。

任务4.1　为临终老年人提供沟通和陪伴

知识准备

老年人临终前的心理反应因人而异，取决于其性格特点、人生经历、家庭背景、宗教信仰、教育文化及传统观念，同时也受老年人临终前所体验到的痛苦程度、家属对其关心照护程度及个人生活满意度等影响。

一、临终老年人的心理特征

临终老年人大多要经历否认期、愤怒期、协议期、忧郁期、接受期的心理变化过程。

临终老年人的心理特征和护理

（一）否认期

此期老年人尚没有做好接受自己的生命即将走向尽头的准备，会表现为震惊、否认、拒绝接受事实等，其心理反应是“不，那不是真的”，认为可能是诊断错误，怀着侥幸心理四处求医，希望是误诊。这时护理员及家属不要揭穿老年人的心理防卫机制，也不要欺骗老年人，应经常陪伴、关心老年人，以合适的方式委婉告知实情。

（二）愤怒期

此期老年人已明确死亡即将到来，但不能理解，会产生“为什么是我”的心理，怨恨、嫉妒、无助、痛苦等交织在一起，使老年人常表现为暴怒、拒绝照护，甚至迁怒于护理员，以发泄内心的不满、痛苦与无奈。此时护理员应把愤怒看作是一种健康的适应性反应，是一种求生无望的表现，对老年人是有益的。此期应对老年人不礼貌的行为忍让、充分理解，并做好家属工作，给予老年人宣泄情感的机会，必要时给予小剂量药物稳定情绪，同时注意预防意外事件的发生，并取得家属配合。

（三）协议期

此期老年人开始接受自己临终的事实，产生既绝望又希望出现奇迹的矛盾心理。有些老年人认为，现在医疗技术如此发达，只要家属或者医生竭力救治，自己配合治疗，生命应该可以继续；有些老年人甚至认为许愿或做好事能减轻自己的罪恶，能延长生命。处于此期的老年人对照护是积极的，护理员应给予关心，加强护理，尊重老年人的信仰，尽量满足老年人的要求。

（四）忧郁期

此期老年人已经充分意识到自己不可逆转地走向死亡，因此产生很强的失落感，护理心情极度伤感，郁郁寡欢甚至产生轻生念头，希望早日摆脱痛苦，减轻家属负担。此期护理员应允许老年人用自己的方式表达哀伤情绪，鼓励家属陪伴，并尽量帮助其完成未尽事宜，注意预防意外事件发生。若老年人因心情忧郁而忽视个人清洁卫生，护理员应协助和鼓励老年人保持身体的清洁与舒适。

（五）接受期

此期老年人已做好接受死亡降临的心理准备，对死亡不再恐惧和悲伤，变得平静，周全地考虑了自己死后的安排，身体也开始处于极度疲劳、衰弱的阶段。此期老年人表情淡漠、情感减退，显得比较平静、少言，喜欢独处，睡眠增加等。此期护理员应尊重老年人的信仰和意愿，适度陪伴，不要过多打扰老年人，不要勉强与其交谈，给予其一个安静、明亮、单独的环境，减少外界刺激。

以上五个阶段不应视为临终老年人一成不变的固定阶段，个体差异很大，并不是所有的临终老年人心理发展都会经历，即使五种心理状态都存在，也可能会反复甚至交叉重叠出现，因此，临终老年人的心理较为复杂，需要仔细倾听、认真感受，为其提供恰当的心灵慰藉。护理员应帮助老年人树立正确的死亡观，努力减轻和消除其恐惧心理，了解其临终前的心愿，倾听其的心事，尽量满足其的要求，能运用口头语言和肢体语言对临终其表达明确、积极、温馨的关怀。

二、安慰临终老年人的方法

（一） 倾听与沟通

与老年人沟通时，护理员要学会倾听，了解老年人的心理特征，理解、关心老年人。与老年人交谈时，应坦率、认真倾听其所表达的内容，了解其真正需求，尽力给予帮助，使其感到被尊重。谈话过程中表示理解、支持与认同，让其倾诉内心的忧虑与恐惧，谅解、宽容老年人的消极情绪。

（二）陪伴

护理员应经常出现在老年人的视线中，让其时刻感受到有人陪伴，自己并不孤独，没有被抛弃，并尽量满足其诉求。做好家属工作，共同给予老年人更多的宽容和理解。

（三）关怀

用关怀的口头语言和肢体语言增加老年人求生的信心和力量，多与其聊些开心的事情，通过抚摸或者握住双手，给其传递关心与温暖。

三、表达对老年人关怀的肢体语言

临终老年人器官衰竭、身体虚弱，表达需求和接受信息的方式多为肢体语言，因此，护理员应多用肢体语言表达对老年人的关怀。

（一）眼神

与老年人沟通时应目视其眼睛，保持亲切、自然的眼神交流，做到面部表情柔和。

（二）身体姿势

当言语无法准确交流时，适时有效地运用身体姿势辅助表达，有助于有效沟通交流。例如，与使用轮椅的老年人沟通时，应该坐在或者蹲在其身边。

（三） 触摸

触摸可表达对老年人的关爱，当老年人情绪失控和不稳定时，护理员可适当触摸老年人，其最容易接受的部位是手，应避免造成老年人反感或触犯老年人的尊严。

任务实施

为临终老年人提供沟通和陪伴的任务实施见表 2－57。

表 2－57 为临终老年人提供沟通和陪伴的任务实施

任务实施	具体要求
沟通与评估	核对老年人信息，向其介绍自己，然后坐在其床旁椅上，俯身拉近与其的距离，舒缓其焦虑情绪
	用关切的语调询问老年人今天的感觉（如疼痛、饮食、舒适等），开启话题
	评估老年人的身体状态：注意观察老年人的疼痛程度、表情有无痛苦、情绪是否稳定、有无呼吸困难、意识是否正常、卧位是否舒适等
实施	聆听倾诉：①双手握住老年人的手，抚摸其手背，询问其有无不适；②老年人如有消极或负面情绪表达时，护理员要及时给予宽慰及引导；③对老年人提出的问题，应根据具体情况协助解决；④沟通时注意目光交流，认真倾听；⑤谅解、宽容老年人的过激情绪及行为
	安抚：①护理员一手握住老年人的手，另一只手放在其头部，轻轻抚摸其额头及脸颊；②帮助老年人整理头发，安抚老年人，传递关心和爱心；③用鼓励与支持的语言增加老年人与疾病斗争的信心和勇气，交谈老年人感兴趣的话题
	陪伴与观察：①陪伴老年人；②观察老年人的疼痛及情绪；③为老年人安放舒适卧位
整理与记录	将椅子归位
	用七步洗手法洗手，记录陪伴时间、老年人疼痛及情绪反应，签名
注意事项	保持环境整洁、安静
	足够耐心，认真倾听
	鼓励家属共同参与慰藉、陪伴临终老年人
	巧妙使用肢体语言，比如握住老年人的手、抚摸老年人的肩膀、拍拍老年人的背部，传递对于其的关心与爱心

任务 4.2 为临终老年人家属提供心理慰藉及哀伤应对

知识准备

一、满足家属照顾老年人的需要

让家属陪伴在老年人身旁，为其提供必要的信息和指导。

二、鼓励家属表达情感

护理员要与家属积极沟通，鼓励其表达内心的感受和遇到的困难，容忍和谅解其过激言行。

三、指导家属对老年人的生活照料

鼓励并耐心指导家属照料老年人的有关护理技术，使家属在此过程中获得心理慰藉，让老年人感到亲情温暖。

四、营造和谐的家庭生活氛围

鼓励家属多与老年人相聚、交谈，安排日常的家庭活动，以调节老年人的心情，维持家庭氛围和谐，如共进晚餐、看电视，下棋等。

五、满足家属的各项合理需求

护理员要关心、理解家属，合理安排家属陪伴，满足其合理需求。

素质拓展

任务实施

协助为临终老年人家属提供心理慰藉及哀伤应对的任务实施见表2-58。

表2-58 协助为临终老年人家属提供心理慰藉及哀伤应对的任务实施

任务实施	具体要求
沟通与评估	注意观察临终老年人的消极情绪、表情、疼痛程度并做好记录
	注意观察家属的态度及反应，评估家属的状况和需求，了解家属与老年人的依赖程度和亲密度
	核对信息，与临终老年人家属沟通，家属愿意倾听、诉说，愿意接受护理员为其提供心理慰藉及哀伤应对
实施	制订方案：①根据评估的情况制订方案，关怀家属，选择不同的场所、合适的方案来安慰家属；②鼓励老年人家属表达内心的感受和遇到的困难，容忍和谅解家属的过激言行；③尊重和理解家属，根据老年人的情况与家属共同制订合理的方案
	心理慰藉及哀伤应对：①倾听诉说，运用语言、眼神、肢体关怀等方法与家属进行交流；②鼓励、指导家属尽可能多地亲自陪伴与照顾老年人，营造良好的家庭氛围，与老年人看电视、共进晚餐等，使家属得到精神慰藉
整理与记录	整理
	用七步洗手法洗手
	记录
注意事项	要富有爱心，尊重、理解家属的言行
	保护老年人及其家属的隐私，协助家属照顾临终老年人
	保持良好的心态和稳定的情绪

任务评价

学生自评见表 2 - 59。

环境及物品清洁消毒

配制消毒液

营造照护环境

任务 4 考核

表 2 - 59 学生自评

评价内容		评定				
参与态度	我认真参加每一次课堂活动、对每一次课堂活动保持浓厚的兴趣	A	B	C	D	E
		5	4	3	2	1
	我能积极学习各种相关知识，能主动查阅相关资料	A	B	C	D	E
		8	6	4	2	0
	我能发挥自身的优势，为小组提供必不可少的帮助，努力完成自己承担的任务	A	B	C	D	E
		10	8	6	4	2
协作精神	我能积极配合小组完成各种操作，服从安排	A	B	C	D	E
		10	8	6	4	2
	我能积极地与组内、组间成员相互讨论，能完整、清晰地表达想法，尊重他人的意见和成果	A	B	C	D	E
		10	8	6	4	2
	课堂中，我和大家能互相学习和帮助，促进共同进步	A	B	C	D	E
		5	4	3	2	1
创新和实践	我有浓厚的好奇心和探索欲望	A	B	C	D	E
		8	6	4	2	0
	在小组遇到问题时，我能提出合理的解决方法	A	B	C	D	E
		8	6	4	2	0
	课堂中，我能发挥个性特长，施展才华	A	B	C	D	E
		8	6	4	2	0
能力提高	课堂中，我能运用多种渠道收集信息	A	B	C	D	E
		8	6	4	2	0
	课堂中遇到问题不退缩，并能自己想办法解决	A	B	C	D	E
		10	8	6	4	2
	我与他人交往的能力提高了	A	B	C	D	E
		10	8	6	4	2
满分	100 分	最终得分		学生签字		
总体体会	我的收获：					
	我的感受：					
	我还需要努力的地方：					
教学建议						

学生互评见表 2－60。

表 2－60　学生互评(参照全国养老护理职业技能大赛操作评分标准)

项目	分值	扣分原因	得分	备注
工作准备	10			
沟通解释评估	15			
关键操作技能	50			
健康教育	8			
评价照护效果	5			
对操作者综合评价	12			
打分人		实际得分		
操作建议				

教师评价见表2-61。

表2-61 教师评价

<table>
<tr><th>项目</th><th>过程考核</th><th>考核内容</th><th>分值</th><th>扣分原因</th><th>得分</th></tr>
<tr><td>课堂表现</td><td colspan="2">认真听课,积极参与课堂活动,有独立的见解</td><td>10</td><td></td><td></td></tr>
<tr><td rowspan="3">知识</td><td>课前</td><td>预习任务完成情况</td><td>5</td><td></td><td></td></tr>
<tr><td>课中</td><td>重、难点掌握情况</td><td>10</td><td></td><td></td></tr>
<tr><td>课后</td><td>课后作业完成情况</td><td>5</td><td></td><td></td></tr>
<tr><td rowspan="6">能力</td><td>课前</td><td>预习技能探索</td><td>5</td><td></td><td></td></tr>
<tr><td rowspan="4">课中</td><td>技能操作掌握情况</td><td>10</td><td></td><td></td></tr>
<tr><td>小组团结合作情况</td><td>12</td><td></td><td></td></tr>
<tr><td>与老年人沟通能力</td><td>7</td><td></td><td></td></tr>
<tr><td>思维的条理性</td><td>4</td><td></td><td></td></tr>
<tr><td>课后</td><td>能力拓展完成情况、思维的创造性</td><td>10</td><td></td><td></td></tr>
<tr><td rowspan="4">素养</td><td colspan="2">能够尊老、敬老、爱老</td><td>8</td><td></td><td></td></tr>
<tr><td colspan="2">具有人文关怀、安全意识</td><td>6</td><td></td><td></td></tr>
<tr><td colspan="2">对待老年人有爱心、细心和耐心</td><td>4</td><td></td><td></td></tr>
<tr><td colspan="2">能够保护老年人的隐私</td><td>4</td><td></td><td></td></tr>
<tr><td>增值评价</td><td colspan="2">通过学生自我评价、学生互评、企业导师评价探索学生增值评价</td><td>20</td><td></td><td></td></tr>
<tr><td>打分人</td><td colspan="2"></td><td>实际得分</td><td colspan="2"></td></tr>
<tr><td>操作建议</td><td colspan="5"></td></tr>
</table>

企业导师评价见表 2－62。

表 2－62 企业导师评价

考核指标	考核项目	内容	评定				
知识能力	知识力	充分具备现任职务所要求的基础理论知识和实际业务知识	A	B	C	D	E
工作能力	理解力	能充分理解老年人的要求，干净利落地帮助其完成护理工作，不需要其反复强调	A	B	C	D	E
	判断力	能充分理解老年人的意图，根据其现状，随机应变，恰当处理。是否具有护理员所要求的判断力，能够果断地作出正确决策	A	B	C	D	E
	表达力	具备护理员所要求的表达力，并能进行一般联络及说明工作	A	B	C	D	E
	交涉力	在和企业导师交涉时，是否具备使双方诚服接受同意或达成协商的交涉能力	A	B	C	D	E
工作态度	纪律性	能够遵守企业工作纪律和规章制度，是否做到不迟到、早退及不脱岗等	A	B	C	D	E
	团队精神（协作性）	在工作中，是否考虑别人的处境，是否主动协助企业导师、同学和企业外人员做好工作；是否有意识地促使团队和谐	A	B	C	D	E
	积极性	对分配的任务是否不讲条件，主动积极，尽量多做工作，主动进行改进	A	B	C	D	E
评定标准：A. 非常优秀，理想状态；B. 优秀，满足要求；C. 基本满足要求；D. 略有不足；E. 不能满足要求		分数换算：A. 9～10 分，B. 7～8 分，C. 5～6 分，D. 3～4 分，E. 0～2 分。最终得分：72～80 分为非常优秀，56～64 分为优秀，40～48 分为合格，32 分及以下为不合格	评语				
			考核人签字				

能力拓展

医用防护服

医用防护服是指医务人员及进入特定医药卫生区域的人群所使用的防护性服装。医用防护服的作用是隔离病菌、有害超细粉尘、酸碱性溶液、电磁辐射等，保证人员安全，保持环境清洁。

医用防护服可以按照用途和使用场合分为日常工作服、外科手术服、隔离衣和防护服；按照使用寿命分为一次性防护服和重复使用性防护服；按照材料的加工工艺不同分为机织类防护服和非织造布类防护服。除了材料本身的规格和安全性要求外，医用防护服还应保证其防护性、舒适性．物理机械性能等。

在下列情况中，应注意穿好防护服：接触甲类或按甲类传染病管理的传染病患者；接触空气传播或飞沫传播的传染病患者，可能受到患者血液、体液、分泌物及排泄物喷溅等情况。

项目3 康复服务

任务1　康乐活动

任务描述

刘奶奶,75岁,思维迟钝,郁郁寡欢,成天关门发呆,愁眉不展,不同亲友往来,还不想出去参加老年人的活动,也时常唠叨,说别人对她冷淡等,但认知功能良好,查体配合。现护理员需要指导刘奶奶开展康乐活动,使其增加人际交往,结交新朋友,培养兴趣爱好,充实生活,从而在精神上有所寄托。

学习目标

一、知识目标

(1)掌握老年康乐活动的开展技巧。

(2)熟悉老年康乐活动的工作范畴及开展意义。

(3)了解老年康乐活动的类型。

二、能力目标

能指导老年人开展康乐活动。

三、素质目标

关爱老年人、热情体贴,对老年人有耐心。

任务准备

组织老年人开展康乐活动的任务准备见表3-1。

表3-1 组织老年人开展康乐活动的任务准备

任务准备	具体内容
环境准备	安静、整洁、安全,温、湿度适宜,光线合适,空气清新
护理员准备	服装整洁,洗净双手,了解老年人的身体状况、生活习惯、心理状态、认知状况、爱好并掌握康乐活动要点
老年人准备	明确操作的任务、目的、时间、过程,能配合操作,取舒适体位,穿着舒适,意识清醒
用物准备	根据活动内容准备相应的活动用具

知识准备

一、正确认识老年康乐活动

(一)老年康乐活动的概念

老年康乐活动是指针对老年人的心理、生理需要,在护理员的协助、指导下,通过语言交流、肢体活动等多种形式开展各类活动,以满足老年人的心理和生理需要,从而达到促进健康、提高生活质量的目的。

(二)老年康乐活动的工作范畴

(1)老年康乐活动实施的对象主体:康乐活动涉及两个群体,即老年人和护理员。这里主要指的是在护理员的协助、陪伴下开展的老年康乐活动。

(2)老年康乐活动的实施目的:实施老年康乐活动主要是为了满足老年人的生理和心理需要。例如,适当的体育锻炼可以起到让老年人强身健体、预防疾病的作用。而参加大合唱比赛则能够满足丰富文娱生活、陶冶情操的精神需要。

(3)老年康乐活动的开展形式:老年康乐活动的形式丰富多样,包括言语类、肢体运动类等,常见的有跳舞、唱歌、参观旅游、听书、棋牌游戏等。

二、老年康乐活动的意义

老年康乐活动的意义具体体现在以下几个方面。

（一）可以帮助老年人保持心情愉悦

一位老年人在退休后无所事事、百无聊赖，在护理员的引导下参加绘画课程，从此热情高涨，不久就能像模像样地画上几朵小花，虽谈不上技术精湛，但是也能引得家人和朋友连连称赞，这时老年人的自豪感，成就感就是其最大的快乐来源。良好的老年康乐活动能够有效地促进老年人丰富文化生活，获得幸福感。

（二）可以帮助老年人健脑增智

开展老年康乐活动可以健脑增智。从整个人生发展来看，大部分老年人会在老年期逐渐出现智力减退的现象，比如反应迟钝、记不住东西、说话说不清楚等，严重的还会出现阿尔茨海默病。老年人在退休后出现的智力减退，极有可能是由缺乏相应的智力活动锻炼所致。良好的老年康乐活动（如游戏、运动）能够更好地健脑增智，预防智力退化。

（三）可以帮助老年人强身健体

适当的体育锻炼能够很好地保持器官功能，增加抗病能力，促进疾病康复，提高机体的新陈代谢，促进血液循环。近年来，随着老年健康保健知识的普及，大部分老年人会有意识地主动参加体育锻炼。

（四）可以帮助老年人维持社会关系

幸福的一大源泉是良好关系的建立，在关系中获得接纳、尊重、地位。老年康乐活动的开展可以帮助老年人维持社会关系，有助于身心健康。

三、老年康乐活动的类型

老年康乐活动的类型丰富多样，但总体来说可以分为以下四类：①以唱歌、跳舞、戏曲欣赏为代表的文艺类康乐活动；②以跑步、健美操为代表的体育类康乐活动；③以下象棋、打扑克为代表的棋牌类康乐活动；④以夹豆子、套圈为代表的游戏类康乐活动。

（一）文艺类康乐活动

如绘画、书法、摄影、诗歌、唱歌、跳舞等，具有陶冶情操、培养生活情趣的作用，通常以兴趣为基础，可以增加老年人的价值感。

（二）体育类康乐活动

体育类康乐活动如乒乓球、网球、羽毛球、太极拳、健美操等，具有强身健体、增强抗病能力、促进人际交往的作用。

（三）棋牌类康乐活动

棋牌类康乐活动如麻将、象棋、围棋、扑克、桥牌等，具有益智健脑、促进老年人交流的作用。护理员应引导老年人合理安排活动时间，避免过于沉溺而造成身体不适。

（四）游戏类康乐活动

游戏类康乐活动如传球游戏、夹豆子游戏等，多见于社区和养老机构中，由护理员主持进行，形式灵活多变，适应性较强，可以有效地增进老年人之间的信任和交流，有利于在护理员和老年人之间建立良好的照护关系。

四、老年康乐活动的开展原则

虽然有这么多、这么好的老年康乐活动可以选择，但是要做到老有所乐，还必须掌握老年康乐活动的开展技巧。虽然每一种老年康乐活动都有其具体的开展技巧，但是所有的老年康乐活动的开展都应该遵循以下三点原则。

（一）康乐活动的开展必须遵循循序渐进的原则

1. 体育锻炼应充分考虑老年人的耐受性

老年人的体育锻炼应遵循少量多次、先易后难的原则。建议老年人的运动每次 30min，每天 1 或 2 次，每天不超过 2h。

2. 组织新的活动时应考虑老年人的学习能力

老年人学习新事物的能力较弱，通常不愿意改变原有的活动习惯，因此，当组织新的活动时，应充分考虑老年人的学习能力，小步调前进，不可操之过急，并应对老年人的进步积极鼓励。

3. 活动开展过程中应逐步取得老年人的信任

老年人对护理员的信任关系是护理员开展各类活动的基础。这种关系的建立应该是在真诚的陪伴和关爱中逐渐建立起来的。

（二）老年康乐活动的开展必须做好充足的准备工作

1. 身体条件的准备

患有多种慢性疾病或平时有气喘、心慌和其他身体不适老年人，应该经医生评估检查后方可开展老年康乐活动。

2. 环境条件的准备

应考虑物理环境是否安全等，为老年康乐活动的开展做好环境准备。

3. 心理条件的准备

告知活动的目的和内容，以增强老年人参与活动的兴趣，建立良好的心理预期。例如，告诉老年人学习书法后可以给儿女送上亲手书写的对联，一个牵挂子女的老年人就会在学习前对书法抱有较好的心理期待。

4. 活动条件的准备

准备活动用具，制订周密的活动计划。

（三）老年康乐活动的开展应以积极快乐为导向

1. 尊重老年人的意愿，合理选择老年康乐活动

如果活动中有老年人拒绝参与，应尊重老年人的意愿，与其商定后再选择老年康乐活动，并关注整个活动过程中老年人的感受。

2. 了解老年人的需求，真诚陪伴和沟通

护理员应切实做到“老吾老以及人之老”，真诚地关爱老年人，真诚地赞美老年人的每一次进步，分享老年人的每一份快乐，掌握老年人的心理状态和普遍规律，要善于观察老年人，了解老年人的需要，以利于更好地组织开展老年康乐活动，促进其身心健康。

3. 适时称赞，帮助老年培养兴趣、树立自信

随着社会家庭地位、身体状况、自我价值感的逐渐丧失，老年人经常感到失望和自卑，老年康乐活动的设计应该始终建立积极的价值导向。护理员应鼓励老年人调整心态，积极面对生活变化，树立自信乐观的人生态度。

五、常见的老年康乐活动的开展

这里以手工活动为代表，介绍老年康乐活动的具体开展流程。

（一）手工活动概念

广义的手工活动是指所有能够自己动手做的手工制作项目。

狭义的手工活动是指根据老年人的功能障碍情况，从日常生活活动、闲暇活动中有针对性地选择一些项目对老年人进行训练，以缓解症状和改善功能的康复方法。

（二）开展手工活动的目的和意义

(1)开展手工活动可使老年人一起学习、相互聊天、协助，可以调节老年人的情绪，使其放松精神、发展兴趣爱好，从中收获快乐，达到老有所学、老有所乐的目的。

(2)开展手工活动可以增强老年人的记忆功能，改善脑、手、眼的综合协调性，锻炼大脑，发挥老年人的创新思维，对改善综合协调性、预防老年期痴呆有重要意义。

(3)开展手工活动可以丰富老年人的晚年生活,满足爱好做手工的老年人的需求,拓展老年人的人际交往范围,对预防老年人孤独有重要意义。

(三)手工活动的类型

1. 日常生活类手工活动

日常生活类手工活动如系鞋带、系扣子、拉拉锁、开关灯、剥豆子、包饺子等。

2. 布艺类手工活动

布艺类手工活动如锈十字绣、织毛衣、做绢花、做船袜等。

3. 艺术类手工活动

艺术类手工活动如画画、写书法、搭积木、培养盆栽、插花、拼贴画、折纸、捏泥塑等。

(四)手工活动的操作流程

1. 沟通

(1)告知老年人开展手工活动的类型。

(2)告知老年人开展手工活动的目的及意义,鼓励老年人自愿参加。

2. 评估

(1)评估老年人的身体状况,如一般状况是否良好、生命体征是否在正常范围内。

(2)根据老年人的身体状况,针对性地选择适合老年人开展的手工活动的种类、时间和地点,如种类为艺术类——折纸,开始时间为上午9:00,活动持续30min左右,开展地点为活动室。

3. 准备

(1)根据活动内容选择安全、经济的用具,如彩色正方形卡纸、笔等。

(2)准备老年人常用的医疗用物,如血压计、降压药、救心丸等。

(3)准备水和糕点,如茶水、糖果、小吃等。

4. 实施

(1)护理员边示范边指导,态度要和蔼。

(2)根据老年人的理解能力,护理员采取语言或行为方式来鼓励和支持老年人。

(3)老年人可自由创作。

5. 整理

(1)活动结束后,护理员可以展示成品,拍照留念。

(2)记录活动时间,如35min。

(3)记录活动达到的效果,如玩得很开心。

(4)征求老年人对活动的意见和建议并进行客观记录。

(5)将活动室打扫干净,桌椅归回原位。

指导游戏娱乐活动

指导唱歌娱乐活动

6. 评价

(1)老年人能理解操作的目的并主动配合。

(2)护理员操作熟练、动作轻柔、职业防护好。

(3)沟通有效,老年人的需要得到满足。

指导健身操娱乐活动

指导布贴画活动

7. 注意事项

(1)操作过程中要注意防范风险因素:①注意掌握活动时间,一般为30min左右;②注意随时观察老年人反应(如是否出现厌烦、身体不舒服、不开心、失落等情绪),若有异常反应,应立即停止活动,协助老年人休息。

素质拓展

任务实施

组织老年人开展老年康乐活动的任务实施见表3-2。

表3-2 组织老年人开展老年康乐活动的任务实施

任务实施	具体要求
沟通与评估	携用物进入活动场地,或提前在活动场地准备好用具,确认参加活动的老年人信息
	告知老年人活动内容,以取得配合,态度和蔼,语言亲切
	评估老年人的意识、心理状态、活动能力及配合度
实施	确定活动内容:根据老年人的兴趣爱好、身体情况及参与程度,确定活动内容,如听音乐、写书法等
	组织讲解:护理员将老年人组织到活动场地,大声、清晰讲解活动内容、活动流程和注意事项,必要时进行重复讲解、示范
	根据老年人情况协助其完成活动
	在活动中观察老年人反应,多用言语鼓励
	结束后,举行小型的颁奖典礼,对老年人进行鼓励和奖励,并征求老年人的意见和建议
整理与记录	整理用物,所有物品归类归位
	用七步洗手法洗手
	记录:活动目的、时间,老年人参与过程中的感受、情绪变化,以及效果、改进方向
注意事项	活动内容符合老年人需求,在老年人能力范围内
	活动中老年人出现不适或厌烦情绪时,应及时停止活动,协助休息,记录并上报主管人员
	活动应避开老年人的休息时间

任务评价

任务1考核

学生自评见表3-3。

表3-3 学生自评

评价内容		评定				
参与态度	我认真参加每一次课堂活动、对每一次课堂活动保持浓厚的兴趣	A	B	C	D	E
		5	4	3	2	1
	我能积极学习各种相关知识，能主动查阅相关资料	A	B	C	D	E
		8	6	4	2	0
	我能发挥自身的优势，为小组提供必不可少的帮助，努力完成自己承担的任务	A	B	C	D	E
		10	8	6	4	2
协作精神	我能积极配合小组完成各种操作，服从安排	A	B	C	D	E
		10	8	6	4	2
	我能积极地与组内、组间成员相互讨论，能完整、清晰地表达想法，尊重他人的意见和成果	A	B	C	D	E
		10	8	6	4	2
	课堂中，我和大家能互相学习和帮助，促进共同进步	A	B	C	D	E
		5	4	3	2	1
创新和实践	我有浓厚的好奇心和探索欲望	A	B	C	D	E
		8	6	4	2	0
	在小组遇到问题时，我能提出合理的解决方法	A	B	C	D	E
		8	6	4	2	0
	课堂中，我能发挥个性特长，施展才华	A	B	C	D	E
		8	6	4	2	0
能力提高	课堂中，我能运用多种渠道收集信息	A	B	C	D	E
		8	6	4	2	0
	课堂中遇到问题不退缩，并能自己想办法解决	A	B	C	D	E
		10	8	6	4	2
	我与他人交往的能力提高了	A	B	C	D	E
		10	8	6	4	2
满分	100分	最终得分		学生签字		
总体体会	我的收获：					
	我的感受：					
	我还需要努力的地方：					
教学建议						

学生互评见表 3 - 4。

表 3 - 4　学生互评(参照全国养老护理职业技能大赛操作评分标准)

项目	分值	扣分原因	得分	备注
工作准备	10			
沟通解释评估	15			
关键操作技能	50			
健康教育	8			
评价照护效果	5			
对操作者综合评价	12			
打分人		实际得分		
操作建议				

教师评价见表 3－5。

表 3－5 教师评价

<table>
<tr><th>项目</th><th>过程考核</th><th>考核内容</th><th>分值</th><th>扣分原因</th><th>得分</th></tr>
<tr><td>课堂表现</td><td colspan="2">认真听课，积极参与课堂活动，有独立的见解</td><td>10</td><td></td><td></td></tr>
<tr><td rowspan="3">知识</td><td>课前</td><td>预习任务完成情况</td><td>5</td><td></td><td></td></tr>
<tr><td>课中</td><td>重、难点掌握情况</td><td>10</td><td></td><td></td></tr>
<tr><td>课后</td><td>课后作业完成情况</td><td>5</td><td></td><td></td></tr>
<tr><td rowspan="6">能力</td><td>课前</td><td>预习技能探索</td><td>5</td><td></td><td></td></tr>
<tr><td rowspan="4">课中</td><td>技能操作掌握情况</td><td>10</td><td></td><td></td></tr>
<tr><td>小组团结合作情况</td><td>12</td><td></td><td></td></tr>
<tr><td>与老年人沟通能力</td><td>7</td><td></td><td></td></tr>
<tr><td>思维的条理性</td><td>4</td><td></td><td></td></tr>
<tr><td>课后</td><td>能力拓展完成情况、思维的创造性</td><td>10</td><td></td><td></td></tr>
<tr><td rowspan="4">素养</td><td colspan="2">能够尊老、敬老、爱老</td><td>8</td><td></td><td></td></tr>
<tr><td colspan="2">具有人文关怀、安全意识</td><td>6</td><td></td><td></td></tr>
<tr><td colspan="2">对待老年人有爱心、细心和耐心</td><td>4</td><td></td><td></td></tr>
<tr><td colspan="2">能够保护老年人的隐私</td><td>4</td><td></td><td></td></tr>
<tr><td>增值评价</td><td colspan="2">通过学生自我评价、学生互评、企业导师评价探索学生增值评价</td><td>20</td><td></td><td></td></tr>
<tr><td>打分人</td><td colspan="2"></td><td>实际得分</td><td colspan="2"></td></tr>
<tr><td>操作建议</td><td colspan="5"></td></tr>
</table>

企业导师评价见表 3－6。

表 3－6　企业导师评价

<table>
<tr><th>考核指标</th><th>考核项目</th><th>内容</th><th colspan="5">评定</th></tr>
<tr><td rowspan="2">知识能力</td><td rowspan="2">知识力</td><td rowspan="2">充分具备现任职务所要求的基础理论知识和实际业务知识</td><td>A</td><td>B</td><td>C</td><td>D</td><td>E</td></tr>
<tr><td></td><td></td><td></td><td></td><td></td></tr>
<tr><td rowspan="8">工作能力</td><td rowspan="2">理解力</td><td rowspan="2">能充分理解老年人的要求，干净利落地帮助其完成护理工作，不需要其反复强调</td><td>A</td><td>B</td><td>C</td><td>D</td><td>E</td></tr>
<tr><td></td><td></td><td></td><td></td><td></td></tr>
<tr><td rowspan="2">判断力</td><td rowspan="2">能充分理解老年人的意图，根据其现状，随机应变，恰当处理。是否具有护理员所要求的判断力，能够果断地作出正确决策</td><td>A</td><td>B</td><td>C</td><td>D</td><td>E</td></tr>
<tr><td></td><td></td><td></td><td></td><td></td></tr>
<tr><td rowspan="2">表达力</td><td rowspan="2">具备护理员所要求的表达力，并能进行一般联络及说明工作</td><td>A</td><td>B</td><td>C</td><td>D</td><td>E</td></tr>
<tr><td></td><td></td><td></td><td></td><td></td></tr>
<tr><td rowspan="2">交涉力</td><td rowspan="2">在和企业导师交涉时，是否具备使双方诚服接受同意或达成协商的交涉能力</td><td>A</td><td>B</td><td>C</td><td>D</td><td>E</td></tr>
<tr><td></td><td></td><td></td><td></td><td></td></tr>
<tr><td rowspan="6">工作态度</td><td rowspan="2">纪律性</td><td rowspan="2">能够遵守企业工作纪律和规章制度，是否做到不迟到、早退及不脱岗等</td><td>A</td><td>B</td><td>C</td><td>D</td><td>E</td></tr>
<tr><td></td><td></td><td></td><td></td><td></td></tr>
<tr><td rowspan="2">团队精神（协作性）</td><td rowspan="2">在工作中，是否考虑别人的处境，是否主动协助企业导师、同学和企业外人员做好工作；是否有意识地促使团队和谐</td><td>A</td><td>B</td><td>C</td><td>D</td><td>E</td></tr>
<tr><td></td><td></td><td></td><td></td><td></td></tr>
<tr><td rowspan="2">积极性</td><td rowspan="2">对分配的任务是否不讲条件，主动积极，尽量多做工作，主动进行改进</td><td>A</td><td>B</td><td>C</td><td>D</td><td>E</td></tr>
<tr><td></td><td></td><td></td><td></td><td></td></tr>
<tr><td colspan="2" rowspan="2">评定标准：A. 非常优秀，理想状态；B. 优秀，满足要求；C. 基本满足要求；D. 略有不足；E. 不能满足要求</td><td rowspan="2">分数换算：A. 9～10 分，B. 7～8 分，C. 5～6 分，D. 3～4 分，E. 0～2 分。最终得分：72～80 分为非常优秀，56～64 分为优秀，40～48 分为合格，32 分及以下为不合格</td><td colspan="2">评语</td><td colspan="3"></td></tr>
<tr><td colspan="2">考核人签字</td><td colspan="3"></td></tr>
</table>

能力拓展

指导老年人进行涂鸦手工活动见表3-7。

表3-7 指导老年人进行涂鸦手工活动

项目	操作要求	分值
工作准备(10分)	口头汇报:简述情境、老年人照护问题和任务等	2
	对以下项目在整个操作过程中进行评估,不需要口头汇报。 (1)物品准备齐全:操作过程不缺用物,能完成整个操作、性能完好(每遗漏1项关键物品扣0.5分,直至扣完)。 (2)操作过程中关注环境准备情况,包括温、湿度适宜,光线明亮,空气清新(以检查动作指向行为或沟通交流方式进行)。 (3)操作过程中注意老年人准备——老年人状态良好,可以配合操作(以沟通交流方式进行)。 (4)做好个人准备:操作过程中观察着装、装饰等,符合规范。 注:分值应结合具体竞赛试题进行拆分和细化	8
沟通、解释、评估(15分)	问好、自我介绍(友好微笑、称呼恰当、举止得体、用语礼貌,选择合适的话题,自然开启话题)	2
	采用有效方法核对老年人的基本信息	2
	对老年人进行综合评估(评估项目应结合具体竞赛试题进行具体化和明确化)。 (1)全身情况(如精神状态、饮食、大便、小便、睡眠等)。 (2)局部情况(如肌力、肢体活动度、皮肤情况等)。 (3)特殊情况(针对本情境可能存在的情况)。 注:分值应结合具体竞赛试题进行拆分和细化	6
	(1)向老年人介绍照护任务、任务目的、操作时间、关键步骤(示范、指导、挂墙)。 (2)介绍需要老年人注意和(或)配合的内容。 (3)询问老年人对沟通、解释过程是否存在疑问,取得配合	3
	询问老年人有无其他需求、环境和体位等是否舒适、是否可以开始操作	2

续表

<table>
<tr><th>项目</th><th>操作要求</th><th>分值</th></tr>
<tr><td>关键操作技能
(50分)</td><td>(1)布置活动桌椅、放置用物合理。
(2)向老年人说明涂鸦绘画就是即兴作画,不要底稿,并示范。
(3)取A4纸1张、彩笔,鼓励老人按自己的意愿画画。
(4)指导作画:再取A4纸1张,帮助老年人铺好,指导其按照示范图样进行涂鸦。
(5)如果老年人不愿意画画,则帮助其把树杈画好,再与其一起在树杈上涂上红色和黄色的花。
(6)若老年人有绘画基础,指导其自己作画,直到其独立完成一幅涂鸦绘画。
(7)绘画过程中观察、询问老年人感受,必要时帮助喝水或改变体位,如有不适,立即停止并安排休息。
(8)对老年人的良好表现及时提出表扬和鼓励,以维持其绘画的兴趣和信心。
(9)协助老年人把画做成一个艺术品挂在墙上,让其有成就感。
(10)涂鸦完毕,征求老年人意见,安排其回到沙发上休息。
注:分值应结合具体竞赛试题进行拆分和细化</td><td>50</td></tr>
<tr><td rowspan="2">健康教育
(8分)</td><td>健康教育在与标准化老年人沟通及实施过程中体现,不做单独口述。
(1)教育方式恰当,如讲解与示范相结合。
(2)语言简单易懂,尽量使用生活化的语言。
(3)表达准确、逻辑清晰、重点突出</td><td>3</td></tr>
<tr><td>健康教育的要求如下。
(1)主题和数量合适(根据竞赛试题和比赛时长确定)。
(2)表达方式重点突出、逻辑清晰。
(3)结合主题提出措施或建议:每个主题不少于3条。
(4)语言简单易懂,适合老年人理解。
(5)结合老年人的具体情况(如职业、性格、爱好、家庭等)。
注:如竞赛时间较短,应将分值调整到“关键操作技能”部分</td><td>5</td></tr>
<tr><td rowspan="3">评价照护效果
(5分)</td><td>询问老年人有无其他需求、是否满意(反馈),整理各项物品</td><td>1</td></tr>
<tr><td>记录(不漏项,包括评估阳性结果、主要措施及异常情况等)</td><td>2</td></tr>
<tr><td>遵守感染控制和管理要求,包括废弃物处理、个人防护及手卫生等</td><td>2</td></tr>
</table>

续表

项目	操作要求	分值
综合评判（12分）	操作过程中的安全性：操作流畅、安全、规范，避免疼痛等伤害，操作过程中未出现置老年人于危险环境的操作动作或行为	3
	沟通力：顺畅自然、有效沟通，表达信息方式符合老年人的社会文化背景，能正确理解老年人反馈的信息，避免盲目否定或其他语言暴力	2
	创新性：能综合应用传统技艺、先进新技术等为老年人提供所需的照护措施，解决老年人的问题，促进老年人的健康和幸福感	1
	职业防护：做好自身职业防护，能运用节力原则，调整重心，减少摩擦力	1
	人文关怀：能及时关注到老年人各方面的变化，能针对老年人的心理和情绪作出恰当的反应，给予支持，言行举止中有尊老、敬老、爱老、护老的意识	2
	鼓励：利用语言和非语言方式鼓励老年人参与照护，加强自我管理，发挥残存功能，提升自理能力	2
	灵活性：对临场突发状况能快速应变，根据老年人及现场条件灵活机动地实施照护，具有很强的解决问题的能力	1
合计		100

任务2 功能促进

任务描述

王爷爷，78岁，有高血压史，1年前因脑出血导致右侧肢体无力，经过一段时间康复训练后功能已经基本恢复，认知功能良好，查体配合。现需要护理员指导王爷爷开展肢体功能锻炼。

学习目标

一、知识目标

（1）掌握康复服务技术的内容；掌握体位转换的原则；掌握运动训练的原则及注意事项。

（2）熟悉步行训练辅助器具的适应人群；熟悉手杖的使用要点、轮椅选择的原则、呼吸与放松训练的操作要点。

（3）了解康复的概念；了解日常生活活动能力训练的内容；了解良肢位的概念。

二、能力目标

掌握康复服务技术操作技能，能为老年人提供康复服务。

三、素质目标

关爱老年人，保证老年人安全。

任务准备

为老年人摆放床上正确体位的任务准备见表 3－8。

表 3－8　为老年人摆放床上正确体位的任务准备

任务准备	具体内容
环境准备	环境整洁，温、湿度适宜，光线明亮，空气清新，无对流风
护理员准备	服装整洁，洗净双手，戴口罩
老年人准备	明确操作任务、目的、时间、过程，能配合操作，取仰卧位
用物准备	软枕或体位垫若干个、记录本、笔等

协助老年人床上被动翻身的任务准备见表 3－9。

表 3－9　协助老年人床上被动翻身的任务准备

任务准备	具体内容
环境准备	温、湿度适宜，光线明亮，空气清新
护理员准备	服装整洁，洗净双手，戴口罩
老年人准备	明确操作任务、目的、时间、过程，能配合操作，取舒适体位
用物准备	软枕或体位垫若干个、记录单、笔等

协助老年人床上自主翻身训练的任务准备见表 3－10。

表 3－10　协助老年人床上自主翻身训练的任务准备

任务准备	具体内容
环境准备	温、湿度适宜，光线明亮，空气清新
护理员准备	服装整洁，洗净双手，戴口罩
老年人准备	明确操作任务、目的、时间、过程，能配合操作，取舒适体位
用物准备	笔和记录本

协助老年人从仰卧位到床边坐起的任务准备见表3－11。

表3－11 协助老年人从仰卧位到床边坐起的任务准备

任务准备	具体内容
环境准备	温、湿度适宜，光线明亮，空气清新
护理员准备	服装整洁，洗净双手，戴口罩
老年人准备	明确操作任务、目的、时间、过程，能配合操作，取舒适体位
用物准备	准备软枕或体位垫若干个、记录单、笔

协助老年人自主从仰卧位到床边坐起的任务准备见表3－12。

表3－12 协助老年人自主从仰卧位到床边坐起的任务准备

任务准备	具体内容
环境准备	温、湿度适宜，光线明亮，空气清新
护理员准备	服装整洁，洗净双手，戴口罩
老年人准备	明确操作任务、目的、时间、过程，能配合操作，取舒适体位
用物准备	准备软枕或体位垫若干个、记录单、笔

协助老年人完成从坐到站、从站到坐的体位转换的任务准备见表3－13。

表3－13 协助老年人完成从坐到站、从站到坐的体位转换的任务准备

任务准备	具体内容
环境准备	温、湿度适宜，光线明亮，空气清新
护理员准备	服装整洁，洗净双手，戴口罩
老年人准备	明确操作任务、目的、时间、过程，能配合操作，取舒适体位
用物准备	高度适宜的椅子1把、保护型腰带

使用手杖协助老年人转移的任务准备见表3－14。

表3－14 使用手杖协助老年人转移的任务准备

任务准备	具体内容
环境准备	温、湿度适宜，光线明亮，空气清新，地面整洁平坦，无积水
护理员准备	服装整洁，洗净双手，了解老年人的身高、体重、年龄、疾病诊断、病情进展情况
老年人准备	明确操作任务、目的、时间、过程，能配合操作，取舒适体位
用物准备	四角手杖、安全腰带

使用步行器协助老年人转移的任务准备见表 3－15。

表 3－15 使用步行器协助老年人转移的任务准备

任务准备	具体内容
环境准备	温、湿度适宜，光线明亮，空气清新，地面整洁平坦，无积水
护理员准备	服装整洁，洗净双手，了解老年人身高、体重、年龄、疾病诊断、病情及进展情况。与家属和专业康复人员沟通，了解老年人以往步行器使用情况、活动能力和时间等。掌握使用步行器平地行走的操作方法
老年人准备	明确操作任务、目的、时间、过程，能配合操作，取舒适体位，穿着舒适，坐在椅子上
用物准备	不带轮式步行器

使用轮椅协助老年人转移见的任务准备表 3－16。

表 3－16 使用轮椅协助老年人转移的任务准备

任务准备	具体内容
环境准备	温、湿度适宜，光线明亮，空气清新，地面整洁平坦，无积水
护理员准备	服装整洁，洗净双手，了解老年人的身体状况及轮椅使用情况、活动能力和时间等
老年人准备	明确操作任务、目的、时间、过程，能配合操作，取舒适体位
用物准备	选择适合老年人的轮椅，确认轮椅轮胎气压充足、刹车制动良好、功能完好，必要时备毛毯

知识准备

一、康复与健康

（一）健康

健康是指身体上、精神上和社会生活方面都处于一种完全良好的状态。

（二）康复

康复是采取一切措施，以减轻残疾及因残疾带来的后果，提高残疾人的才智和功能，使他们重返社会的方法。

（三）康复服务

康复服务指针对康复需要提供的综合性措施。

（四）老年人康复服务的目标和原则

目标：最大程度地保存老年人的日常独立生活能力。

原则：尽早评估、循序渐进、由浅入深、持之以恒。

素质拓展

二、康复服务技术

（一）日常生活活动能力训练

日常生活活动能力训练的目的在于更多地挖掘老年人自身的潜力，提高其生活能力，使其生活得更有尊严。

1. 进食训练

进食是一种愉悦的生理活动，因此，要激发老年人自己进食的兴趣，三餐要尽量让老年人自己进食。对于关节活动受限、手指不灵活的老年人，可将餐具进行合理改造。如碗底加宽，装上防滑橡皮垫；匙柄加长、加宽；用带有“单耳”或“双耳”的水杯等；使用剪口杯（杯子的一边口缘为斜面向上的切迹）适用于口唇闭合不佳的老年人等。训练老年人日常进食动作时取坐位，尽量让老年人自己进食，护理员在一旁给予适当协助，逐步训练老年人自己进食。

2. 更衣训练

激发老年人主动练习更衣的兴趣，尽量让老年人自己脱衣服，当老年人取得成功时，护理员要及时给予鼓励；失败时，要给予安慰，不可批评、训斥老年人。

选择更换方便的衣服，如宽松的前开口上衣，袖口宽松，大纽扣、直式纽扣易于更换，有时可用尼龙搭扣、半圆形搭钩代替纽扣和拉链等。

培养老年人独立更衣的能力，尽量让其自己穿脱衣服，护理员在一旁协助，逐步训练，直到其能够独立更衣。

更换上衣的顺序具体如下。①脱上衣：掀起圆领衫前身至胸部—健侧手抓住后领部衣服向前—经头将圆领衫拉下—先脱健侧袖子，再用健侧肢体脱下患侧袖子（先脱健侧，后脱患侧）。②穿上衣：确认清洁上衣的前后—用健侧手穿上患侧袖子—再穿上健侧袖子—用健侧手抓住身后的衣服和领子—经头套上圆领衫—将前、后身衣服拉下—整理领子和肩部（先穿患侧，后穿健侧）。

更换裤子的顺序具体如下。①脱裤子：将健侧脚踩在床面—将腰带解开—将裤子脱到膝部—先脱健侧裤腿—再用健侧脚脱掉患侧裤腿（先脱健侧，后脱患侧）。②穿裤子：先穿患侧裤腿，再穿健侧裤腿—将裤子提至膝部—健侧脚踩在床面—将裤子提到腰部，系好裤带。

3. 排泄训练

首先要定时带领老年人如厕，使其养成定时排便的习惯。教会老年人从轮椅转移到坐便器并坐稳的方法：首先健侧靠近坐便器—健侧手抓住患侧手—脱下裤子—手扶墙壁横扶手—安稳地移至坐便器上；站起时先扶横扶手站起—逐渐移到纵扶手上—穿好裤子。训练老年人脱下或穿上裤子的动作，并训练其使用手纸清洁会阴部。为保持老年人大、小便通畅，应注意饮食调配，多食蔬菜、水果，定时饮水，使大、小便训练顺利进行。

4. 卫生梳洗训练

卫生梳洗训练的内容主要有洗手、洗脸、拧毛巾、使用肥皂、梳头、刷牙、将水倒入面盆及使用后将水倒掉、拧开和关闭水龙头等操作。训练常用的梳洗用具有梳子、牙刷、毛巾等，目的在于让老年人掌握上肢的伸屈、旋转能力，手指抓握能力，锻炼手腕的灵活性，保持肩关节的稳定性等。

5. 利用家庭用品做功能训练

(1)开杯子：打开杯盖，然后盖上并拧紧，如此反复，锻炼腕部力量和手指灵活性。

(2)解绳子：将绳子打结，然后解开，为了增加趣味性，可教会老年人不同的打结、解结方法。

(3)拨算盘：用算盘计算简单的计算题，不仅锻炼了手指功能，还训练了脑功能，防止脑组织老化。

(4)折纸：准备好手工材料，与老年人一起折纸、做手工艺品。在折纸时，要多与老年人交谈，以增进感情。

(5)去果皮：在进食橘子、香蕉、花生等时，鼓励老年人自己剥去外皮。当老年人取得成功时，应给予表扬和鼓励。

(6)做家务：让老年人做饭前择、洗菜，或做其他力所能及的家务事，使其有成功的愉快感。

(7)练写字：让老年人写字、绘画，在动笔写字、绘画的时候既练手，又练脑。

6. 注意事项

(1)凡事都包办代替，反而会使老年人仅存的自理能力逐渐消失。因此，要让老年人尽可能地独立完成日常生活活动，如起床、穿衣、如厕、洗漱、进食、叠衣被、梳头、拧毛巾、扣纽扣、系腰带等，以锻炼肢体的灵活性。

(2)训练中要掌握好照顾老年人的“量”和“度”，生活活动训练中要做到“放手不放眼”，要保持老年人的生活能力，就要放手，尽量让老年人自己的事情自己做，与此同时，还要提供必要的指导和帮助，防止老年人受伤并做到“不放眼”，密切观察老年人的生活情况。

（二）肢体摆放与体位的转换、转移技术

摆放良肢位

1. 肢体的摆放

不正确的姿势和体位是引起老年人身体不适的原因之一。适当地安置或变换、维持正常的姿势与体位，不但能使老年人感到舒适，还可以预防因长期卧床造成的皮肤及内脏器官功能的损伤，特别是脑部疾病造成后遗症的老年人，一侧肢体不能活动或不能自主地随意活动，严重地

影响了老年人的自理能力和生活质量，护理员必须学会并熟练掌握肢体摆放与体位的转换、转移技术。

(1)良肢位的概念：良肢位又称抗痉挛体位，是为了保持肢体的良好功能、防止和对抗痉挛的出现，从治疗与护理的角度出发而设计的一种临时性体位。脑卒中患者早期良肢位的摆放可为后期治疗打下良好的基础，不同程度地降低老年人的致残率，让其重返社会，减轻家庭、社会的负担。偏瘫老年人、肌力2级以下的老年人、长期卧床的老年人均需摆放良肢位且需每2h更换一次体位。

(2)良肢位摆放的目的：①防止压疮发生；②防止肺部感染和泌尿系统感染；③防止关节挛缩、畸形的发生。

2.体位的转换

(1)体位转换的相关概念：体位一般指人的身体位置和姿势，在临床上通常指的是根据治疗、护理及康复的需要所采取的能保持的身体位置和姿势；体位转换是指通过一定的方式改变身体的位置或姿势。常用的体位有仰卧位、侧卧位、俯卧位、半卧位、坐位。

(2)体位转换的目的：定时体位转换可以促进卧床老年人的血液循环，预防压疮、坠积性肺炎、尿路感染、肌肉萎缩、关节变形等并发症的发生，有助于促进康复治疗及康复护理预期效果的实现。

(3)体位转换的原则：在卧床老年人体位转换过程中，护理员协助的原则有以下几点。①老年人能够独立进行体位转换时尽量不要去帮助；②能提供少量帮助时不要提供大量帮助；③被动转移作为体位转换最后的选择方式；④当老年人存在认知障碍时，不要勉强其进行体位转换；⑤老年人体重较大或转移距离较远时，可使用滑布、移位机、移位板、移位带等辅助设备。

(4)体位转换的方式：根据老年人在体位转换过程中需要帮助的程度，可分为独立转移、辅助转移和被动转移三种方式。①独立转移：指老年人自己通过主动努力完成体位转换的动作，并保持身体姿势和位置。②辅助转移：指老年人不能独自完成，需要他人协助的转移方式。③被动转移：指老年人完全依赖外力搬动变化体位，并利用支撑物保持身体姿势和位置。

3.使用辅助器具协助老年人转移技术

(1)手杖：为一种简单的行走辅助工具，发力点在手，用于健侧，以便于将患侧重量更多地转移至健侧，较好地分担患侧压力，减轻行走时的劳累。手杖的高度可以调节，身体直立，手杖与大转子(关节突起部)处于等高的位置即为手杖高度。

1)手杖的种类及使用对象具体如下。①单脚手杖：与地面仅有1个接触点，好处在于灵巧。但因为提供的支撑与平衡作用较少，所以只适于行动较慢时使用。②三脚手杖：与地面有3个接触点。因为底面积较大，所以能提供比单脚手杖更好的支持与稳定性；轻便，易于携带，实用性强。此类手杖尤其适用于不平的路面及楼梯。③四脚手杖:与地面有4个接触点。支撑面大,稳定性好,适于康复初期使用,可以增加行走的稳定性。因4点可以构成多个平面,故地面不平整时不适合使用,如上、下楼梯。其缺点是较重,不便于携带。

2)手杖的操作要点具体如下。①三点步行训练:指导老年人伸出手杖,先迈出患足,再迈出健足,护理员站在老年人患侧进行保护。②二点步行训练:指导老年人同时伸出手杖和患足并支撑体重,再迈出健足,护理员站在老年人患侧进行保护。③上楼梯训练:嘱老年人用健侧手持手杖,先迈健足,再上手杖,最后迈上患足,护理员站在老年人患侧后方(一手轻托患侧前臂,另一手抓紧腰带)进行保护。④下楼梯训练:嘱老年人健侧手先持手杖下移,再下移患侧下肢,最后下移健侧下肢,护理员站在老年人患侧前方(一手轻托患侧前臂,另一手抓紧腰带)进行保护。

(2)前臂支撑拐:适用于单侧或双侧下肢无力,而手、腕又不能负重者。使用时,手从托槽上方穿过,握住把手,前臂水平支撑在托槽上,承重点在前臂。取卧位时,足底至尺骨鹰嘴的距离加2.5cm即为前臂支撑拐的高度。

(3)腋杖:为一种使用者单腿或双腿失去功能的情况下辅助其行走的工具。其外侧稳定性好,平衡作用强,适合上、下楼梯使用。取站立位时,将腋杖放于腋下,将两侧腋杖支脚垫分别置于脚尖前方与外侧方直角距离各15cm处,腋杖与腋窝保持3～4cm(2指)的距离即为腋杖长度。测量时,老年人应穿着常穿的鞋站立。

(4)助行器:为一种步行撑扶工具,供行动不便老年人、某些外伤老年人、偏瘫老年人与残疾老年人自行助步或四肢体力锻炼使用。身体直立,助行器高度与大转子(关节突起部)处于等高的位置即可。助行器与手杖相比,稳定性更好、更安全。

(5)轮椅:由轮椅架、车轮、靠背、脚踏板、扶手组成。轮椅种类较多,按用途可以分为标准型轮椅、偏瘫用轮椅.站立轮椅等,另外还有适用于双上肢无力老年人的电动轮椅等。轮椅选择的基本原则:位置稳定、舒适、使用方便、压力分布均匀、安全。如果选择轮椅不当,则不仅会造成经济上的浪费,还会给老年人身体带来伤害。①老年人坐上轮椅后双大腿与扶手之间应保持2.5～4cm的间隙。如果过宽,双臂推动轮椅时伸展过大,易疲劳,身体不能保持平衡,老年人坐轮椅休息时,双手也不能舒适地放在扶手上;如果过窄,则会磨损老年人臀部及大腿外侧皮肤,老年人上、下轮椅时也不方便。②轮椅靠背的上缘应在腋下10cm左右。靠背越低,身体的上部及双臂活动范围越大,功能活动越方便,但支持面会小,影响躯体平稳,因此,只有平衡性好、活动障碍较轻的老年人才会选择低靠背的轮椅。靠背越高,支撑面越大,但会影响活动范围,因此要因人而异,选择合适的靠背高度。③老年人坐上轮椅后坐垫的前缘离膝后以6.5cm左右为宜。如坐垫过长,会顶住膝后,压迫血管与神经,并会磨损皮肤。如果坐位过短,会使臀部承受的压力增大,引起不适、疼痛、软组织受损及压疮。④为了使老年人坐轮椅时感觉舒适并防止发生痔疮,在轮椅的椅座上应放坐垫,以分散臀部压力。⑤老年人前臂放置在扶手背上,肘关节屈曲正常约为90°。扶手过高时，推动轮环就容易造成上臂皮肤擦伤。扶手过低时，可造成整体从轮椅上倾出，如果长期处在前倾的体位操作轮椅，还可能导致脊柱变形，使胸部受压，进而造成呼吸困难。

（三）呼吸放松训练

呼吸放松训练是使人从紧张状态松弛下来的一种练习过程。放松状态和焦虑状态有着相反的生理特征，老年人可以进行呼吸放松训练，以化解内心的紧张和焦虑。操作要点：①一只手放在胸部，另一只手放在腹部；②通过鼻子深深地吸气，让胃部鼓起来（鼓肚子），尽量使胸部活动最少；③缓慢、均匀地呼气，呼气时间比吸气时间稍长一些；④重复几次，保持一定的节律，以8～12次/分为宜，不能快速深呼吸。

（四）运动训练

1. 目的

待老年人病情稳定后，与其及其家属共同制订功能训练计划，尽早做肢体按摩及被动运动，目的是促进神经功能恢复，改善局部血液循环和营养状况，同时还可对大脑形成反馈刺激，有效防止肌肉萎缩和关节挛缩。

2. 运动训练的原则

被动运动与主动运动相结合，床上运动与床下运动相结合，肢体功能与其他功能锻炼相结合，实效性与安全性相结合，合理适度，循序渐进，活动量由小到大，时间由短到长，必要时，选择理疗、针灸、按摩、温泉浴等辅助治疗。

3. 运动训练的内容

（1）床上训练：主要采取仰卧位进行各关节和肌肉的活动（如伸手、抬腿、关节伸屈、转动、拉绳）及床上翻身。

（2）起坐训练：鼓励老年人尽早从床上坐起，由侧卧位开始，健足推动患足，将小腿移至床沿外。取坐位时，保持躯干直立，防止后仰，可将大枕垫于身后。将双上肢置于移动床上，保证手不悬垂在一侧。

（3）手的精细动作训练：当老年人能坐稳后，即可练习屈伸、抓握、捻动、使用勺筷、翻书报、扣纽扣、系鞋带等。手的精细动作训练方法有多种。常见的康复器材有以下几种。①上肢协调性功能训练器（图3－1）。a. 作用：训练上肢稳定性、协调性，提高上肢日常活动能力。b. 适用人群：手抖、上肢无力、手部把持能力低、上肢关节僵硬的老年人。②木插板（图3－2）。a. 作用：训练双手粗大抓握、指尖捏、手腕旋转、前臂旋转等功能。b. 适用人群：肩、肘、腕、手控制障碍，手眼协调障碍的老年人。③穿衣训练板(图 3-3)。a.作用:训练手指精细能力,提高自己拉拉链、系鞋带、扣扣子等日常生活活动能力。b.适用人群:手抖、上肢无力、手部把持能力弱、上肢关节僵硬的老年人。

(4)站立训练:待老年人坐稳后,在床边扶床进行站立训练,直到站稳。

(5)使用轮椅训练:对自己不能行走或借助助行器行走的老年人,通过训练,教会其使用轮椅。

(6)步行训练:在老年人能较平稳地进行双下肢交替运动的情况下,可先进行室内步行训练,必要时借助助行器或用手杖,以增加行走时的稳定性。步行训练用平衡杠见图 3-4。①作用:借助上肢帮助进行步态训练,增加行走稳定性。②适用人群:所有步行功能障碍老年人。③注意事项:行走时上肢握住扶手,保证身体稳定、以防跌倒。

(7)楼梯训练:原则是上楼梯时健腿先上,下楼梯时患腿先下。护理员可在老年人患侧给予适当帮助。训练用扶梯见图 3-5。①作用:进行上、下楼梯训练,提高下肢行走能力。②适用人群:适用于偏瘫、脑瘫及脊髓损伤等步行障碍的老年人。③注意事项:健侧手扶扶手,上台阶时患腿尽量足踝背曲,以防足尖勾在台阶上,双足分开,与肩同宽,以保证身体平衡。

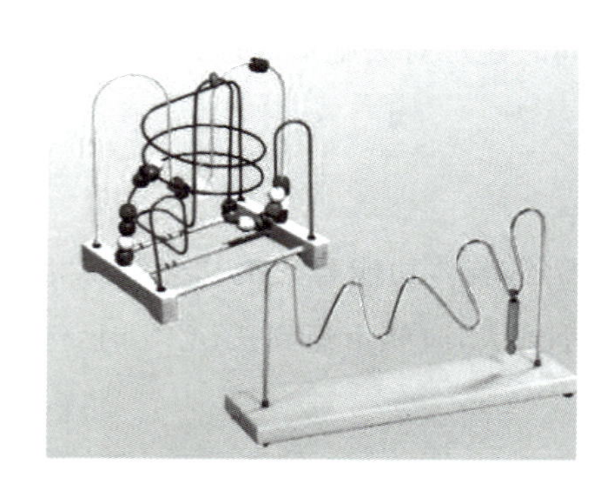

图 3-1 上肢协调性功能训练器

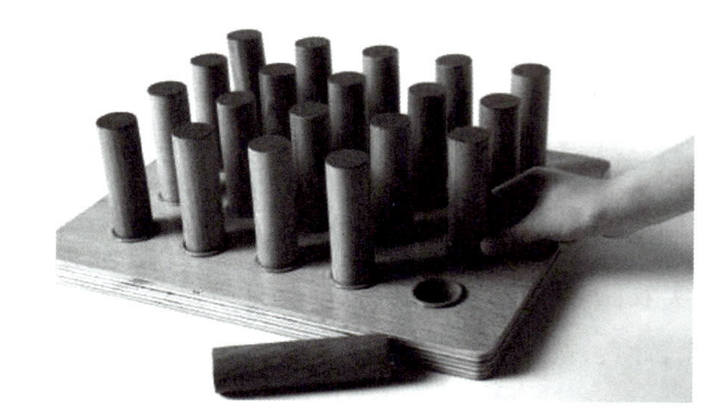

图 3-2 木插板

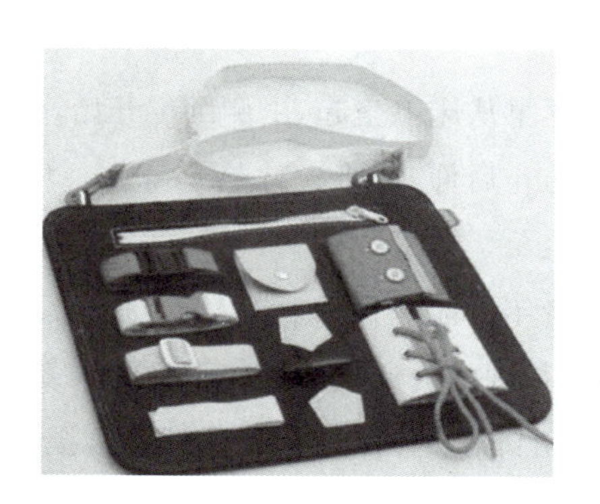

图 3-3 穿衣训练板

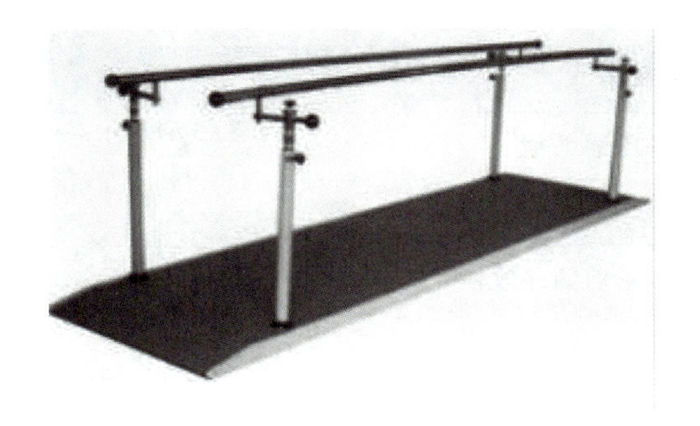

图 3-4 训练用平衡杠

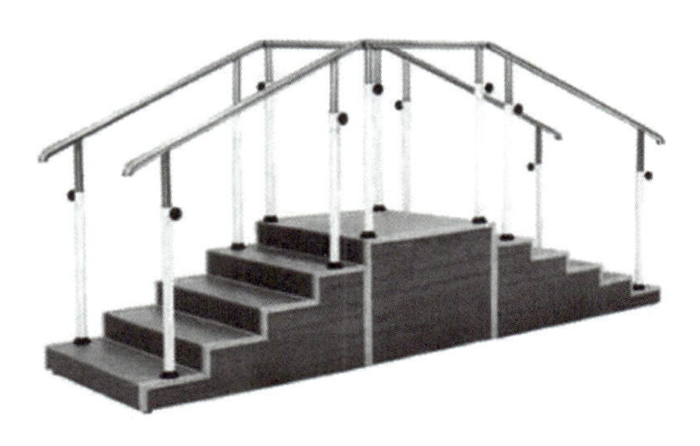

图 3-5 训练用扶梯

4.运动训练的注意事项

(1)开始做被动运动时,应合理、适度、循序渐进,强度不宜过大,以免增加老年人痛苦而使其拒绝训练。

(2)如一侧肢体有自主运动,可用健肢带动患肢在床上练习坐起、翻身及患肢运动;鼓励老年人使用健侧肢体完成日常活动及帮助患肢运动。

(3)保护老年人,床边应有保护设施,防止老年人碰伤、坠床,防止发生意外事故;对皮肤感觉障碍老年人,应防止烫伤和冻伤。

(4)除肢体运动功能康复训练外,还包括精神、其他生理功能(感觉、言语、吞咽),社会功能和职业能力恢复的全面训练。

健侧翻身　患侧翻身　仰卧位到床边坐起

任务实施

为老年人正确摆放床上体位的任务实施见表 3-17。

表 3-17 为老年人正确摆放床上体位的任务实施

任务实施	具体要求	
沟通与评估	携用物进入房间,核对信息	
	向老年人解释操作的任务、目的、时间、过程及配合方法,使其做好身心准备	
	评估老年人的意识、心理状态、活动能力、皮肤、肌力、配合度	
实施	取仰卧位	打开盖被,以“S”形折叠至对侧,天气寒冷时应注意保暖。平整床铺,为老年人选择高度适宜的枕头,使老年人面部朝向患侧
		将老年人患侧上肢的关节伸展并放在长软枕上,手心向上,手指分开
		在老年人患侧臀部外侧垫薄软枕,支撑患侧髋部
		踝关节背屈,保持足尖向上,防止足部下垂

续表

任务实施	具体要求	
实施	健侧卧位	协助老年人翻身至健侧卧位，将床铺平整
		将老年人头部固定在枕头上
		在老年人背后放大软枕，使身体略前倾并放松
		将老年人健侧上肢自然放置
		将老年人患侧上肢向前平伸，下垫长软枕，使患侧上肢与身体成 90°～130°，肘伸直，手腕、手指伸展放在软枕上，避免腕、手悬空
		在老年人患侧下肢垫软枕，将下肢摆放在一步远的位置，髋、膝关节自然屈曲，避免足悬空
		将老年人健侧下肢自然伸直，膝关节自然屈曲
	患侧卧位	协助老年人翻身至患侧卧位
		将老年人固定在枕头上
		在老年人背后放大软枕，使其身体略后仰靠在枕头上并放松
		将老年人患侧上肢向前平伸放在软枕上，与身体成 80°～90°，肘关节尽量伸直，手指张开，手心向上
		将老年人健侧上肢自然放于身上
		老年人患侧下肢髋部伸展，微屈膝
		将老年人健侧下肢摆放成踏步姿势，下垫软枕，膝关节和踝关节自然微屈
	床上坐位	协助老年人坐在床上，平整床铺
		在老年人下背部放大软枕，使其上身坐直
		老年人髋部呈 90°屈曲，重量均匀分布于臀部两侧
		可在老年人双膝下垫一软枕，使双膝微屈
		在老年人身前放置调节桌，桌上放软枕，将其上肢放在软枕上
	坐在椅子或轮椅上	在老年人背部放置一个枕头
		老年人双手前伸，将肘部放在桌上或软枕上
		双足平放
整理与记录	观察老年人状态，询问老年人感受	
	整理用物，为老年人盖好被子	
	洗手，记录老年人的身体状况及体位	
注意事项	仰卧位时间尽量减少，防止骶尾部分、足跟、外踝处皮肤发生压疮。避免被子太重，压迫偏瘫足，造成足尖外旋	
	每 2h 给老年人翻身，变换体位	

协助老年人床上被动翻身的任务实施见表3-18。

表3-18 协助老年人床上被动翻身的任务实施

任务实施	具体要求
沟通与评估	携用物进入房间,核对信息
	向老年人解释操作的任务、目的、时间、过程及配合方法,使其做好身心准备
	评估老年人的意识、心理状态、活动能力及配合度。观察老年人有无痛苦表情、肌肉有无萎缩、关节有无僵硬、皮肤有无压疮
实施	站在老年人床旁,将老年人的头部偏向自己一侧,帮助其将双手放在胸前,健侧手握住患侧手,帮助老年人双下肢弯曲,双足踩在床面上
	一手扶住老年人对侧肩膀,另一手扶住老年人膝关节处,翻转老年人身体至健侧(或患侧)卧位
	调整至舒适体位
	整理老年人的衣服,盖好盖被,整理床单位
整理与记录	观察老年人状态,询问老年人感受
	整理用物
	洗手,记录协助翻身时间、体位及老年人的反应。如有异常情况,及时报告医护人员
注意事项	翻身过程中注意观察老年人的肢体情况,避免拖、拉、拽、推,以免挫伤皮肤或引起骨折
	为留置输液、导尿管的老年人转换体位前,先将管路妥善安置固定,转换体位后,注意检查管路,确保通畅
	转换体位时,注意保护老年人安全
	全过程动作要轻稳、准确、熟练、节力、安全,体现人文关怀
	对体重较重、一人翻身困难的老年人,可由两人共同完成

协助老年人床上自主翻身训练的任务实施见表3-19。

表3-19 协助老年人床上自主翻身训练的任务实施

任务实施	具体要求
沟通与评估	携用物进入房间,核对信息
	向老年人解释操作的任务、目的、时间、过程及配合方法,使其做好身心准备
	评估老年人的意识、心理状态、活动能力及配合度。观察老年人有无痛苦表情、肌肉有无萎缩、关节有无僵硬、皮肤有无压疮

续表

<table>
<tr><th>任务实施</th><th colspan="2">具体要求</th></tr>
<tr><td rowspan="8">实施</td><td rowspan="4">自主向健侧翻身</td><td>护理员站在老年人健侧保护，老年人仰卧在床</td></tr>
<tr><td>嘱老年人头部转向健侧，用健侧手握住患侧手放在腹部，十指交叉，患侧拇指压在健侧拇指上，健侧腿屈膝，插入患腿下方，协助其健侧足插入患侧腿的下方钩住患侧踝部</td></tr>
<tr><td>双上肢前伸，与躯干成 90°，指向天花板，做左右侧方摆动 2 或 3 次，借助摆动的惯性使双上肢和躯干一起翻向健侧</td></tr>
<tr><td>询问老年人感受，整理其衣服，盖好盖被，整理床单位，向其说明下次训练时间</td></tr>
<tr><td rowspan="4">主向患侧翻身</td><td>护理员站在老年人健侧保护，老年人仰卧在床</td></tr>
<tr><td>嘱老年人头部转向患侧，用健侧手握住并拉起患侧手，患侧拇指压在健侧拇指上，老年人健侧腿屈膝，脚平放于床面上</td></tr>
<tr><td>双上肢前伸，与躯干成 90°，指向天花板，做左右侧方摆动 2 或 3 次，当摆向患侧时，借助摆动的惯性使双上肢和躯干一起翻向患侧</td></tr>
<tr><td>询问老年人自主翻身训练的掌握情况，待其基本掌握后，再开始下一次训练。其无不适后，再重复做以上动作，坚持训练 30min，训练完毕，协助其取舒适卧位休息</td></tr>
<tr><td rowspan="3">整理与记录</td><td colspan="2">观察老年人状态，询问老年人感受</td></tr>
<tr><td colspan="2">整理用物</td></tr>
<tr><td colspan="2">洗手，记录自主翻身时间、体位及老年人反应。如有异常情况，及时报告医护人员</td></tr>
<tr><td rowspan="5">注意事项</td><td colspan="2">若老年人力量不够，可在训练初期协助其翻身</td></tr>
<tr><td colspan="2">训练过程中随时观察老年人反应，及时擦净汗液，避免着凉。其有进步表现时，及时给予鼓励。若发现异常，应立即停止训练并报告医护人员</td></tr>
<tr><td colspan="2">为留置输液、导尿管的老年人转换体位前，先将管路妥善安置固定，转换体位后注意检查管路，确保通畅</td></tr>
<tr><td colspan="2">转换体位时注意保护老年人安全</td></tr>
<tr><td colspan="2">康复训练要在专业康复师的指导下有计划、有规律、持之以恒地进行</td></tr>
</table>

协助老年人从仰卧位到床边坐起的任务实施见表3-20。

表3-20 协助老年人从仰卧位到床边坐起的任务实施

任务实施	具体要求
沟通与评估	携用物进入房间，核对信息
	向老年人解释操作的任务、目的、时间、过程及配合方法，使其做好身心准备
	评估老年人的意识、心理状态、活动能力及配合度。注意观察老年人有无痛苦表情、肌肉有无萎缩、关节有无僵硬、皮肤有无压疮
实施	协助翻成侧卧位：站在老年人将要坐起一侧的床旁，协助其翻转身体成侧卧位。若老年人身体条件允许，尽量训练其自主完成翻身并注意保护
	协助床边坐起： (1)协助老年人将双下肢垂放到床边，一手从其颈肩下方插入颈后(或从其腋下插入背后)，扶住其颈肩后面向上扶起，另一手扶住其髋部，同时叮嘱其一起抬头，并用健侧上肢支撑床面，以其髋部为轴，协助其向上坐起，转换身体为坐起。 (2)扶老年人在床边坐稳，询问其感受，观察其有无不适反应
	协助躺下：双手扶住老年人肩部，嘱咐其用健侧支撑床面，慢慢向床上躺下，躺在床上，协助其将双下肢移动到床上
	协助老年人调整至舒适卧位
	为老年人盖好被子
整理与记录	观察老年人状况，询问老年人感受
	整理用物
	洗手，记录协助翻身及身体情况，如有异常情况，及时报告医护人员
注意事项	长期卧床的老年人容易头晕，从卧位转换成坐位时动作要缓慢
	为留置输液、导尿管的老年人转换体位前，先将管路妥善安置固定，转换体位后注意检查管路，确保通畅
	体位转换时，注意保护老年人安全
	全过程动作轻稳、准确、熟练、节力、安全，体现人文关怀
	对体重较重的老年人，可使用移位带等辅助设备协助转换

协助老年人自主从仰卧位到床边坐起的任务实施见表 3－21。

表 3－21　协助老年人自主从仰卧位到床边坐起的任务实施

<table>
<tr><th>任务实施</th><th colspan="2">具体要求</th></tr>
<tr><td rowspan="3">沟通与评估</td><td colspan="2">携用物进入房间，核对信息</td></tr>
<tr><td colspan="2">向老年人解释操作的任务、目的、时间、过程及配合方法，使其做好身心准备</td></tr>
<tr><td colspan="2">评估老年人的意识、心理状态、活动能力及配合度。注意观察老年人有无痛苦表情、肌肉有无萎缩、关节有无僵硬、皮肤有无压疮</td></tr>
<tr><td rowspan="11">实施</td><td rowspan="4">指导老年人从健侧自主坐起</td><td>站在老年人健侧保护，指导并适当协助其完成从仰卧位到健侧卧位自主翻身</td></tr>
<tr><td>指导老年人用健侧足钩住患侧脚，将双腿移至床边</td></tr>
<tr><td>指导并协助老年人用健侧手、肘支撑床面，以髋部为轴，使上身向上完成坐起并坐稳</td></tr>
<tr><td>注意保护，询问老年人感受，如有无头晕等情况</td></tr>
<tr><td rowspan="4">指导老年人从患侧自主坐起</td><td>站在老年人患侧保护，指导并适当协助其完成从仰卧位到患侧卧位自主翻身</td></tr>
<tr><td>指导老年人用健侧足钩住患侧脚，将双腿移至床边</td></tr>
<tr><td>指导并协助老年人用健侧手、肘支撑床面，以髓部为轴，使上身向上完成坐起并坐稳</td></tr>
<tr><td>注意保护，询问老年人感受，如有无头晕等情况</td></tr>
<tr><td colspan="2">协助躺下：双手扶住老年人肩部，嘱咐其慢慢向床上倒下，适时用健侧手、肘支撑床面，躺在床上，协助其将双下肢移动到床上</td></tr>
<tr><td colspan="2">协助老年人调整至舒适卧位</td></tr>
<tr><td colspan="2">为老年人盖好被子</td></tr>
<tr><td rowspan="3">整理与记录</td><td colspan="2">观察老年人状况，询问老年人感受</td></tr>
<tr><td colspan="2">整理用物</td></tr>
<tr><td colspan="2">洗手，记录协助翻身及身体情况，如有异常情况，及时报告医护人员</td></tr>
<tr><td rowspan="4">注意事项</td><td colspan="2">长期卧床的老年人容易头晕，从卧位转换成坐位时动作要缓慢</td></tr>
<tr><td colspan="2">为留置输液、导尿管的老年人转换体位前，先将管路妥善安置固定，转换体位后注意检查管路，确保通畅</td></tr>
<tr><td colspan="2">体位转换时，注意保护老年人安全</td></tr>
<tr><td colspan="2">对体重较重的老年人，可使用移位带等辅助设备协助转换</td></tr>
</table>

协助老年人完成从坐到站、从站到坐的体位转换的任务实施见表3－22。

表3－22 协助老年人完成从坐到站、从站到坐的体位转换的任务实施

任务实施	具体要求	
沟通与评估	携用物进入房间，核对信息	
	向老年人解释操作的任务、目的、时间、过程及配合方法，使其做好身心准备	
	评估老年人的意识、心理状态、活动能力及配合度。注意观察老年人有无痛苦表情、肌肉有无萎强、关节有无僵硬、皮肤有无压疮	
实施	协助站立训练	老年人坐在椅子上，身体尽量挺直，双脚平放，与肩同宽，患侧足稍偏后
		老年人十指相扣，患侧拇指在上，双臂向前伸直
		站在老年人对面，靠近患侧，弯腰屈腰，一手扶住老年人健侧手臂，另一手从其患侧身后抓住保护腰带
		引导老年人身体前倾，重心向患侧压，并协助老年人臀部离开椅子，慢慢站起
		协助老年人站稳并调整重心至双脚之间
	主动站立训练	首先示范主动站立的动作要领，待老年人明白动作要领后再进行训练
		老年人坐在椅子上，身体尽量挺直，双脚平放，与肩同宽，患侧足稍偏后
		老年人十指相扣，患侧拇指在上，双臂向前伸直
		站在老年人患侧，注意引导和保护
		引导老年人身体前倾，重心前移，患侧下肢充分负重，臀部离开椅子，慢慢站立
		协助老年人站稳后，将重心调整至双脚之间
	被动坐下	老年人坐在椅子前面，保持上身挺直，身体前倾，屈髋屈膝
		慢慢向后，向下移动臀部，坐在椅子上
		站在老年人患侧，一手托住老年人患侧手臂，另一手从老年人身后抓住保护腰带，跟随其节奏慢慢弯腰屈膝，协助其坐下
	主动坐下	首先示范主动站立的动作要领，待老年人明白动作要领后再进行训练
		老年人站在椅子前面，保持上身挺直，十指相扣，患侧拇指在上，双臂向前伸出
		站在老年人患侧保护
		老年人身体前倾，保持上身挺直，屈髋屈膝
		慢慢向后，向下移动臀部，坐在椅子上
整理与记录	观察老年人状况，询问老年人感受	
	整理用物	
	洗手，记录老年人的移动情况及感受，如有异常情况，及时报告医护人员	
注意事项	训练时椅子高度适宜，要结实，刚开始训练时可选择有扶手的椅子	
	无论起立，还是坐下，首先都要身体前倾、上身挺直	
	体位转换时，注意保护老年人安全	
	训练要循序渐进、持之以恒	

使用手杖协助老年人转移的任务实施见表3-23。

表3-23 使用手杖协助老年人转移的任务实施

任务实施	具体要求
沟通与评估	携用物进入房间,核对信息
	向老年人解释操作的任务、目的、时间、过程及配合方法,使其做好身心准备
	评估老年人的意识、心理状态、活动能力、配合度,以及鞋子防滑性,注意观察老年人有无痛苦表情、肌肉有无萎缩、关节有无僵硬、皮肤有无压疮
实施	检查: (1)使用前先教老年人检查手杖,保证完好。 (2)检查把手、橡胶垫、调节高度和方向的按钮是否完好
	示范: (1)语速缓慢地向老年人讲解手杖放置的位置和使用中的注意事项。 (2)示范三点式、两点式、上楼梯、下楼梯的行走方法
	保护练习: (1)为老年人系好安全保护腰带,指导其用健侧手拿手杖,手握把手,手杖放在健侧外侧15cm处,目视前方,保持身体直立。 (2)站在患侧保护,一手托住老年人患侧手臂,另一手从背后抓住保护性腰带。 (3)指令清晰,教老年人以三点式行走,先手杖,再患侧,再健侧,熟练后再分别教两点式行走、上楼梯、下楼梯的方法。 (4)行走过程中观察有无障碍物,若有,应及时清理。 (5)观察老年人行走的稳定性及有无异常表现。 (6)询问老年人感受,老年人感到疲劳时,应立即休息
整理与记录	整理用物
	洗手,记录老年人的训练及身体情况、使用手杖的感受及使用中存在的问题,以便于下次解决
注意事项	使用手杖前,要告知老年人相关注意事项
	严格按照医生或康复师对手杖的选择和步行的指导要求来指导老年人
	手杖应放置在老年人触手可及的固定位置
	行走过程中避免拉、拽老年人胳膊,以免造成骨折

使用步行器协助老年人转移的任务实施见表3－24。

表3－24 使用步行器协助老年人转移的任务实施

任务实施	具体要求
沟通与评估	携用物进入房间，核对信息
	向老年人解释操作的任务、目的、时间、过程及配合方法，使其做好身心准备
	评估老年人的意识、心理状态、活动能力、配合度，以及鞋子防滑性。注意观察老年人有无痛苦表情、肌肉有无萎缩、关节有无僵硬、皮肤有无压疮
实施	检查： (1)使用前先教老年人检查步行器，保证完好。 (2)检查步行器高度调节是否合适、框架是否牢固、四个角是否有磨损、高度是否相同、卡槽是否固定完好
	示范： (1)语速缓慢地向老年人讲解步行器使用中的注意事项。 (2)示范不带轮式步行器的行走方法
	保护练习： (1)老年人坐在椅子上，护理员将步行器放置在其身前，协助其站起。 (2)站在老年人身后保护，可双手协助老年人扶步行器前进。 (3)指令清晰，教会老年人使用不带轮式步行器行走，先移动步行器、再移动患侧、最后移动键侧。 (4)行走过程中，观察有无障碍物，若有，应及时清理。 (5)观察老年人行走的稳定性及有无异常表现。 (6)询问老年人感受，老年人感到疲劳时，应立即休息
整理与记录	观察老年人状况，询问老年人感受
	整理用物
	洗手，记录老年人的训练及身体情况、使用步行器的感受和使用中存在的问题，以便下次解决
注意事项	使用步行器前，要告知老年人相关注意事项
	严格按照医生或康复师对步行器的选择和步行的指导要求来指导老年人
	步行器前移时，提醒老年人要保持背部挺直

使用轮椅协助老年人转移的任务实施见表3－25。

表3－25 使用轮椅协助老年人转移的任务实施

任务实施	具体要求
沟通与评估	携用物进入房间，核对信息
	向老年人解释操作的任务、目的、时间、过程及配合方法，使其做好身心准备
	评估老年人的意识、心理状态、活动能力、配合度，以及鞋子防滑性，注意观察老年人有无痛苦表情、肌肉有无萎缩、关节有无僵硬、皮肤有无压疮
实施	推老年人遇到障碍物或转弯时，要提示老年人速度放慢，防止头晕
	按照要求推老年人进出电梯
	遇到台阶时要注意安全，下坡时采用倒车推行法，上台阶要先翘前轮，再抬起后轮
	转运过程中询问老年人感受，老年人感到身体不适时立刻休息，并通知医护人员
整理与记录	观察老年人状况，询问老年人感受
	整理用物
	洗手，做好记录
注意事项	老年人每次乘坐轮椅的时间不宜过长，轮椅的坐姿要舒适，每隔30min要协助老年人站立或适当交换体位，以免臀部长期受压造成压疮
	天气寒冷时，可用毛毯盖在老年人腿上保暖
	外出时间较长时，为老年人准备好水杯、纸巾等物品

任务评价

学生自评见表 3－26。

手杖协助转移

指导使用电动轮椅

床至轮椅转移训练

任务 2 考核

表 3－26 学生自评

评价内容		评定				
参与态度	我认真参加每一次课堂活动、对每一次课堂活动保持浓厚的兴趣	A	B	C	D	E
		5	4	3	2	1
	我能积极学习各种相关知识，能主动查阅相关资料	A	B	C	D	E
		8	6	4	2	0
	我能发挥自身的优势，为小组提供必不可少的帮助，努力完成自己承担的任务	A	B	C	D	E
		10	8	6	4	2
协作精神	我能积极配合小组完成各种操作，服从安排	A	B	C	D	E
		10	8	6	4	2
	我能积极地与组内、组间成员相互讨论，能完整、清晰地表达想法，尊重他人的意见和成果	A	B	C	D	E
		10	8	6	4	2
	课堂中，我和大家能互相学习和帮助，促进共同进步	A	B	C	D	E
		5	4	3	2	1
创新和实践	我有浓厚的好奇心和探索欲望	A	B	C	D	E
		8	6	4	2	0
	在小组遇到问题时，我能提出合理的解决方法	A	B	C	D	E
		8	6	4	2	0
	课堂中，我能发挥个性特长，施展才华	A	B	C	D	E
		8	6	4	2	0
能力提高	课堂中，我能运用多种渠道收集信息	A	B	C	D	E
		8	6	4	2	0
	课堂中遇到问题不退缩，并能自己想办法解决	A	B	C	D	E
		10	8	6	4	2
	我与他人交往的能力提高了	A	B	C	D	E
		10	8	6	4	2
满分	100 分	最终得分		学生签字		
总体体会	我的收获：					
	我的感受：					
	我还需要努力的地方：					
教学建议						

学生互评见表 3－27。

表 3－27　学生互评（参照全国养老护理职业技能大赛操作评分标准）

项目	分值	扣分原因	得分	备注
工作准备	10			
沟通解释评估	15			
关键操作技能	50			
健康教育	8			
评价照护效果	5			
对操作者综合评价	12			
打分人		实际得分		
操作建议				

教师评价见表3－28。

表3－28　教师评价

<table>
<tr><th>项目</th><th>过程考核</th><th>考核内容</th><th>分值</th><th>扣分原因</th><th>得分</th></tr>
<tr><td>课堂表现</td><td colspan="2">认真听课，积极参与课堂活动，有独立的见解</td><td>10</td><td></td><td></td></tr>
<tr><td rowspan="3">知识</td><td>课前</td><td>预习任务完成情况</td><td>5</td><td></td><td></td></tr>
<tr><td>课中</td><td>重、难点掌握情况</td><td>10</td><td></td><td></td></tr>
<tr><td>课后</td><td>课后作业完成情况</td><td>5</td><td></td><td></td></tr>
<tr><td rowspan="6">能力</td><td>课前</td><td>预习技能探索</td><td>5</td><td></td><td></td></tr>
<tr><td rowspan="4">课中</td><td>技能操作掌握情况</td><td>10</td><td></td><td></td></tr>
<tr><td>小组团结合作情况</td><td>12</td><td></td><td></td></tr>
<tr><td>与老年人沟通能力</td><td>7</td><td></td><td></td></tr>
<tr><td>思维的条理性</td><td>4</td><td></td><td></td></tr>
<tr><td>课后</td><td>能力拓展完成情况、思维的创造性</td><td>10</td><td></td><td></td></tr>
<tr><td rowspan="4">素养</td><td colspan="2">能够尊老、敬老、爱老</td><td>8</td><td></td><td></td></tr>
<tr><td colspan="2">具有人文关怀、安全意识</td><td>6</td><td></td><td></td></tr>
<tr><td colspan="2">对待老年人有爱心、细心和耐心</td><td>4</td><td></td><td></td></tr>
<tr><td colspan="2">能够保护老年人的隐私</td><td>4</td><td></td><td></td></tr>
<tr><td>增值评价</td><td colspan="2">通过学生自我评价、学生互评、企业导师评价探索学生增值评价</td><td>20</td><td></td><td></td></tr>
<tr><td>打分人</td><td colspan="2"></td><td>实际得分</td><td colspan="2"></td></tr>
<tr><td>操作建议</td><td colspan="5"></td></tr>
</table>

企业导师评价见表 3－29。

表 3－29 企业导师评价

<table>
<tr><th>考核指标</th><th>考核项目</th><th>内容</th><th colspan="5">评定</th></tr>
<tr><td rowspan="2">知识能力</td><td rowspan="2">知识力</td><td rowspan="2">充分具备现任职务所要求的基础理论知识和实际业务知识</td><td>A</td><td>B</td><td>C</td><td>D</td><td>E</td></tr>
<tr><td></td><td></td><td></td><td></td><td></td></tr>
<tr><td rowspan="8">工作能力</td><td rowspan="2">理解力</td><td rowspan="2">能充分理解老年人的要求，干净利落地帮助其完成护理工作，不需要其反复强调</td><td>A</td><td>B</td><td>C</td><td>D</td><td>E</td></tr>
<tr><td></td><td></td><td></td><td></td><td></td></tr>
<tr><td rowspan="2">判断力</td><td rowspan="2">能充分理解老年人的意图，根据其现状，随机应变，恰当处理。是否具有护理员所要求的判断力，能够果断地作出正确决策</td><td>A</td><td>B</td><td>C</td><td>D</td><td>E</td></tr>
<tr><td></td><td></td><td></td><td></td><td></td></tr>
<tr><td rowspan="2">表达力</td><td rowspan="2">具备护理员所要求的表达力，并能进行一般联络及说明工作</td><td>A</td><td>B</td><td>C</td><td>D</td><td>E</td></tr>
<tr><td></td><td></td><td></td><td></td><td></td></tr>
<tr><td rowspan="2">交涉力</td><td rowspan="2">在和企业导师交涉时，是否具备使双方诚服接受同意或达成协商的交涉能力</td><td>A</td><td>B</td><td>C</td><td>D</td><td>E</td></tr>
<tr><td></td><td></td><td></td><td></td><td></td></tr>
<tr><td rowspan="6">工作态度</td><td rowspan="2">纪律性</td><td rowspan="2">能够遵守企业工作纪律和规章制度，是否做到不迟到、早退及不脱岗等</td><td>A</td><td>B</td><td>C</td><td>D</td><td>E</td></tr>
<tr><td></td><td></td><td></td><td></td><td></td></tr>
<tr><td rowspan="2">团队精神
（协作性）</td><td rowspan="2">在工作中，是否考虑别人的处境，是否主动协助企业导师、同学和企业外人员做好工作；是否有意识地促使团队和谐</td><td>A</td><td>B</td><td>C</td><td>D</td><td>E</td></tr>
<tr><td></td><td></td><td></td><td></td><td></td></tr>
<tr><td rowspan="2">积极性</td><td rowspan="2">对分配的任务是否不讲条件，主动积极，尽量多做工作，主动进行改进</td><td>A</td><td>B</td><td>C</td><td>D</td><td>E</td></tr>
<tr><td></td><td></td><td></td><td></td><td></td></tr>
<tr><td colspan="2" rowspan="2">评定标准：A. 非常优秀，理想状态；B. 优秀，满足要求；C. 基本满足要求；D. 略有不足；E. 不能满足要求</td><td rowspan="2">分数换算：A. 9～10 分，B. 7～8 分，C. 5～6 分，D. 3～4 分，E. 0～2 分。最终得分：72～80 分为非常优秀，56～64 分为优秀，40～48 分为合格，32 分及以下为不合格</td><td colspan="2">评语</td><td colspan="3"></td></tr>
<tr><td colspan="2">考核人签字</td><td colspan="3"></td></tr>
</table>

任务3 认知训练

任务引入

李奶奶，82岁，现在养老机构居住。入院前通过简易智力障碍检查（MMSE）评估为中度失智症。患病初期表现为健忘，经常丢三落四，出门忘记锁门，买菜忘记带钱包等。目前主要表现为忘记自己的姓名和年龄，忘记护理员的名字，分不清上午和下午的时间，忘记自己的房间在哪，经常因为找不到厕所而发生大、小便失禁现象。

学习目标

一、知识目标

（1）掌握认知障碍的临床表现。

（2）熟悉认识障碍的概念；熟悉认知功能障碍的分期及各期症状。

（3）了解定向力的概念。

二、能力目标

掌握记忆力训练技术，能为老年人进行记忆功能训练。

三、素质目标

关爱、尊重老年人，耐心对待老年人。

任务准备

为失智老年人提供安全环境的任务准备见表3-30。

表3-30 为失智老年人提供安全环境的任务准备（以为失智老年人布置安全居家环境为例）

任务准备	具体内容
环境准备	温、湿度适宜，光线明亮，空气清新
护理员准备	服装整洁，必要时戴口罩
老年人准备	取舒适体位
用物准备	小贴纸、彩笔

指导轻中度认和功能障碍的老年人进行记忆力训练的任务准备见表3-31。

表3-31 指导轻中度认知功能障碍的老年人进行记忆力训练的任务准备

任务准备	具体内容
环境准备	温、湿度适宜,光线明亮,空气清新
护理员准备	服装整洁,洗净双手,戴口罩。了解失智老年人的性格、脾气、爱好特点、生活习惯
老年人准备	明确操作的任务、目的、时间、过程,能配合操作,取舒适体位
用物准备	卡片、记录单、笔

指导轻中度认知功能障碍的老年人进行定向力训练的任务准备见表3-32。

表3-32 指导轻中度认知功能障碍的老年人进行定向力训练的任务准备

任务准备	具体内容
环境准备	温、湿度适宜,光线明亮,空气清新
护理员准备	服装整洁,洗净双手
老年人准备	明确操作的任务、目的、时间、过程,能配合操作,取舒适体位
用物准备	卡片、记录单、笔

知识准备

一、认知与认知功能障碍

(一)相关概念

1. 认知

认知指人脑接受外界信息,经过加工处理,转换成内在的心理活动,从而获取知识或应用知识的过程,包括记忆、语言、视空间、执行、计算和理解判断等方面。认知过程是高级脑功能活动。

2. 认知功能障碍

认知功能障碍指上述几项认知功能中的一项或多项受损,并影响个体的日常生活能力或社会能力。认知功能障碍属于失智症前的一个阶段。

（二）主要原因

除器质性疾病原因外，认知功能障碍大多由精神疾病所致，如神经衰弱、癔症、更年期综合征、抑郁症、强迫症、失智症、精神分裂症、反应性精神病、偏执型精神病、躁狂症、躁郁症等。

二、认知功能障碍的临床表现、分期及各期症状

（一）认知功能障碍的临床表现

1. 记忆障碍

记忆障碍表现为记忆减退或者遗忘等。

2. 定向力障碍

定向力障碍指周围环境（时间、地点、人物）及自身状态（姓名、年龄、职业等）的察觉和识别能力障碍，如经常会忘记所处的地点、外出迷路甚至会走失，或对日期、上午和下午及具体时间分不清楚，逐渐不认识周围熟悉的人，记不清别人的姓名、关系及称呼等。

3. 失认

失认指老年人无意识障碍，感觉功能正常，但不能认识或鉴别物体，如不认识水杯。

4. 失用

失用指在理解和运动能力正常，但不能正确执行运动，如不会穿衣，或原是裁缝而不会裁剪衣服、不会用剪子等。

5. 执行功能障碍

执行功能障碍指老年人不能做出计划，不能进行创新性的工作，不能根据规则进行自我调整，不能对多件事进行统筹安排。

6. 计算力/判断力障碍

计算力/判断力障碍表现为以前能做对的简单计算无法正确完成，或要经过长时间计算和反复更正才能完成。

（二）认知功能障碍的分期及各期症状

早期的认知功能障碍应该属于轻度认知障碍期，随着症状的变化，慢慢进入轻度失智期、中度失智期及重度失智期。

1. 轻度认知障碍期

轻度认知障碍期为介于正常衰老和失智之间的一种中间阶段。轻度认知障碍是一种认知

障碍症候群，可分为遗忘型轻度认知障碍和非遗忘型轻度认知障碍。

（1）遗忘型轻度认知障碍的特点：忘记重要的日程安排，或者是持续不断地询问同一件事情；遗忘可能时隐时现；有的老年人还会有语言方面的问题，如叫不上别人的名字；有时候会伴有执行功能障碍，不再擅长安排计划活动，不能同时进行多项活动。

（2）非遗忘型经度认知障碍的特点：不会出现记忆问题，但执行功能障碍会比较明显；会出现性格改变，如易怒或神情淡漠。

2. 轻度失智期（1～3 年）

（1）记忆力方面：近期记忆衰退，只要提醒，有的事情还是能够想起来的。

（2）日常生活能力方面：不能处理复杂的日常生活和社交，如不能进行打电话、购物等，难以处理复杂问题，如经济事务；在原本熟悉的环境中可能会迷路；可出现絮叨、重复、病理性赘述等言语问题。

（3）情绪方面：对社交活动表现冷淡或者是干脆置身于社会交往环境之外，伴随出现情绪变化和焦虑等精神症状。

3. 中度失智期（2～10 年）

（1）记忆力方面：近期记忆下降，远期记忆部分丧失。

（2）日常生活能力方面：不能处理基本日常生活，如穿衣、吃饭、个人卫生等，需要协助；出现失认、失用；丧失阅读、写作和计算能力；身体的平衡和协调能力下降；语言表达和理解更为困难，有时会无法辨认家属和朋友，有时不认识镜子里的自己；胡言乱语、张冠李戴，令人难以理解。

（3）定向力方面：记不清日期，不能分辨地点，容易走失。

（4）精神、行为方面：敏感多疑、急躁不安、易激惹。

4. 重度失智期（8～12 年）

（1）记忆力方面：严重记忆丧失，仅存片段记忆。

（2）生活能力方面：肌肉萎缩，丧失行走能力，吞咽困难；大、小便失禁；因慢性躯体疾病、营养不良、压疮、肺部感染等导致死亡。

三、失智老年人的异常行为

（一）思维错乱

思维错乱主要是指老年人思维混乱、毫无章法，说话颠三倒四、毫无条理，有时突然言语中断，有时讲话没有中心，让人听不懂他要说什么，有时大喊大叫，有时表现为自言自语。

（二）情感障碍

多数老年人的情感会在患有失智症后产生变化，变得没有任何原因的高涨或低沉。有人口若悬河，有人消极被动，有人情感变得十分脆弱，对待亲朋好友态度冷淡、敌对，生活开始变得邋遢起来，衣服已很脏，而自己还认为很干净，情感变化反复无常，让人难以理解。

（三）幻觉

幻觉主要是指幻听，如老年人可以听到有人在对自己讲话或听到有人在议论自己。老年人的行为常常受到幻听的影响，甚至服从幻听的命令做出一些危险行为。

（四）谵妄

谵妄主要是指老年人在意识清晰度下降的基础上，出现意识内容的改变，甚至可能出现杂乱无章的幻视，如洪水猛兽、虫子等，引发恐惧心理。

（五）躁狂

躁狂的表现包括以下三种。

(1)情绪高涨：老年人表现为兴高采烈、无比快乐。

(2)思维奔逸：老年人表现为思潮波涛汹涌，感觉自己的舌头与思想在赛跑，说话跟不上思维的速度，言语增多、眉飞色舞、滔滔不绝、口若悬河，但所讲内容凌乱、不切实际。

(3)活动增多：老年人表现为精力旺盛、动作敏捷，给人飞扬跋扈、狂妄自大的感觉。

四、失智老年人的常见环境风险及处理

（一）跌倒风险

老年人多项功能衰退，行动迟缓，随时可能发生跌倒，失智老年人更容易在幻听、幻视等精神异常情况下跌倒。建立适老环境及注重使用适老辅助产品是预防失智老年人跌倒的有效手段。

（二）走失风险

大多数失智老年人存在空间定位障碍，经常在一条路上来回走动。许多养老机构的长直走廊会降低失智老年人的方向感，造成定位困难，增加危险。

短循环游走路径主要针对失智老年人设计，围绕中心服务区形成环形线路，将不同活动空间、景观、座椅纳入游走路径中，最终能返回起点，使失智老年人在游走过程中不仅可以受到感知觉刺激，而且易辨别方向，避免迷路。

（三）意外伤害风险

1. 跌落风险

护理员要防止失智老年人攀爬窗户或从楼梯跌落。在浴室等湿滑场所，可以增加防滑垫或扶手。失智老年人的床不宜过高，以防止失智老年人在躁狂症发作时或睡梦中发生跌落，床头可以放一些遮挡物品。

2. 烧、烫伤风险

失智老年人因为控制能力和对危险的意识不足，有时会主动触碰烫热物体，或因失误引起烧、烫伤。要尽量防止失智老年人触碰到相关危险物品。在失智老年人做认知功能锻炼时，尽量将其安排在轻松安全的场地，并需要有专人照看。

3. 触电风险

失智老年人生活区域的电源插座尽量不要摆放在明处，并尽量使家电远离水源，以防止老年人因喝水、洗手等行为发生触电伤害。对于各种电器，有触电风险的需要布置在远离老年人日常生活的区域，并做好防护，平时拔下插头断电。不要将电插板裸露地摆在地面，有些失智老年人会随地大、小便，如果恰巧在电插板附近，就容易导致短路。有些失智老年人自己洗衣物，忘记关闭水龙头，导致家中地面漫水，也会发生危险。此外，因有些失智老年人有咬物品或拆物品的习惯，故应定期检查其经常活动及触碰区域的电线及电器是否有破损。

五、认知功能的训练方法

（一）相关知识

（1）记忆：为过去经验在头脑中的反映，指能记住经历过的事情，并能在以后再现或回忆，或在它重新呈现时再认识，或记住将来要实现的活动及意图。

（2）复述：指通过语言重复刚刚识记的材料，以巩固记忆的心理操作过程，包括保持性复述（简单复述或机械复述）及精细复述（整合性复述）。

（3）记忆的分类：记忆按保存时间可分为三类。①瞬间记忆：对外界信息的暂时登记，保存时间很短，一般为 0.25～2s。②短时记忆：指从瞬间记忆到长时记忆的过渡，如不复述，会很快消失，保存时间有限，一般为 1min 左右。③长时记忆：指储存时间在 1min 以内的记忆，信息可能永久保存。

记忆根据内容分为四类：形象记忆、情绪记忆、逻辑记忆和动作记忆。①形象记忆：指以感知过的事物形象为内容的记忆，其显著特点是保存事物的感性特征，具有典型的直观性，如人们对看过的一幅画、听过的一首乐曲的记忆。②情绪记忆：指以过去体验过的情绪或情感为内容的记忆，其往往是一次形成、经久不忘，对人的行为具有较大的影响。③逻辑记忆：指以思想、概念或命题等形式为内容的记忆，其以抽象逻辑思维为基础，具有概括性、理解性和逻辑性等特点，如对数学定理、数学公式、哲学命题等内容的记忆。④动作记忆：指以人们过去的操作性行为为内容的记忆，其对人们动作的连贯性、精确性等具有重要意义，是动作技能形成的基础。

(4)失智老年人记忆力下降的特点：短时记忆明显减退，近期记忆变差，远期记忆保持良好；情景记忆能力明显下降，回忆能力明显衰退；不善于主动运用记忆策略，提取信息速度变慢。如果给一些提示或延长时间让老年人去回忆，或训练老年人使用记忆策略，则记忆能力会有所保持。因此，加强记忆力训练非常重要。

素质拓展

（二）常用的训练方法

常用的训练方法有复述法、回忆训练法和环境调整法等。

(1)复述法：以数字刺激法最常用。训练时，念一串不规则的数字，从三位数起，每次增加一位数，如628、4823、87320、346728……念完后立即让老年人复述，直至其不能复述为止。

(2)回忆训练法：通常将老年人熟悉的环境或者物品做成图片，呈现图片后嘱老年人即刻回忆照片中的物品，也可在30min、1h后再次追问的方式训练。随着老年人正确率的提高，可逐渐减少图片呈现的时间，增加图片的数量，延长追问的间隔时间，以提高延迟记忆能力。

(3)环境调整法：可以通过调整居家环境来帮助老年人减轻记忆负荷，包括尽量简化环境、用醒目而有效的标志提醒老年人、放置常用物品的位置需固定等。

任务实施

为失智老年人提供安全环境的任务实施见表3－33。

表3－33　为失智老年人提供安全环境的任务实施(以为失智老年人布置安全居家环境为例)

任务实施	具体要求
沟通与评估	携用物进入房间，核对信息
	和老年人进行沟通，经其同意后，方可为其布置居住环境
	经MMSE评估，确定老年人的记忆受损程度，掌握其一般情况、健康状况及活动情况，其情绪稳定，可以配合
实施	地面： (1)平坦、防滑、不反光。 (2)无积水，刚拖过的地面要有明显的警示标识
	窗帘：以暖色为主，能遮挡好光线，图案简单，避免色调复杂，以免引起老年人幻觉或错觉
	在房间扶手、门框、转弯处用颜色对比度大的贴纸区分
	防跌倒设计：出、入口处避免有台阶或门槛，方便轮椅出入，以平缓坡道为宜
	声音：护理员穿静音鞋，依据老年人喜好播放音乐

续表

任务实施	具体要求
实施	家电设置： (1)放大电灯、电器开关，以醒目的标记标识，方便引导老年人。 (2)电源线或插线板尽量设置在失智老年人触碰不到、看不到的地方，未使用的电源插孔可使用插座盖，防止因失智老年人触碰电源孔而发生触电危险
	在老年人放衣服、裤子的柜子、抽屉上贴上衣服、裤子图案，引导老年人记忆和识别
	卫生间： (1)选择坐便器，且两旁安装扶手。 (2)在淋浴处地面放置防滑垫，水龙头冷热标识明显。 (3)卫生间房门可以从外面打开或为推拉门，门口宽敞，方便轮椅出入
	居室布局： (1)布置符合老年人生活习惯、具有年代感的物品(如老式的家电，床头摆放与家人合照)，安抚老年人的情绪，唤醒其记忆，延缓记忆能力丧失。 (2)家具四角采取圆弧形或防撞条进行包裹
	在老年人的卧室、卫生间、客厅安装小夜灯，防止老年人起夜跌倒
	房间布置完毕，可带老年人参观房间，并介绍房间的改动部分
整理与记录	整理标识用物
	垃圾分类处置
	用七步洗手法洗净双手
	记录房间布置及改动过的地方
注意事项	整体布局：遵循无障碍设计原则，在老年人的活动区域内避免一切可能导致跌倒、摔伤、走失等危险因素的发生
	布置房间前，要经老年人同意。布置过程中做的每一点改动都要告知老年人，并教会其使用
	布置结束后，注意观察老年人的使用情况

指导轻中度认知功能障碍的老年人进行记忆力训练的任务实施见表 3-34。

表 3-34 指导轻中度认知功能障碍的老年人进行记忆力训练的任务实施

任务实施	具体要求
沟通与评估	携用物进入房间，核对信息
	向老年人解释操作的任务、目的、时间、过程及配合方法，使其做好身心准备
	评估老年人的意识、心理状态、活动能力及配合度。确定老年人的记忆受损程度，掌握老年人的一般情况、健康状况及活动情况，老年人情绪稳定，可以进行训练

续表

任务实施	具体要求
实施	制订训练计划
	根据老年人的记忆受损程度选择适宜的训练方法
	根据老年人的喜好，让其记忆感兴趣的卡片（如水果、动物、植物、地点、生活用品等），每次记忆 6 个以上物品的名称，也可依据其记忆受损程度循序渐进地增多物品，以利于达到较好的训练效果
	如果老年人能配合训练，则应采用多种方法进行训练。 方法一：请老年人闭眼 5s，将其刚才记忆过的卡片与其他卡片混在一起，再摆放在其面前，请其找出刚才记忆图片。老年人如记不清，则应耐心引导，描述物品的特征，不要直接报出物品名称，以增强瞬时记忆能力。 方法二：准备 5 或 6 张不同数字、不同颜色的扑克牌，请老年人按数字从小到大的顺序读一遍，再将扑克牌顺序打乱，请其再按刚才记忆的顺序重新排列。 方法三：准备不同颜色的卡片，按顺序让老年人把记忆的颜色读一遍（如红、黄、蓝、绿、紫），再将卡片打乱，请其将刚才记忆的颜色按所读的顺序摆放出来。当老年人记忆困难时可以提示
	老年人表现良好时，应及时给予肯定和鼓励，以提高老年人的训练信心
	每次训练 30～60min，或依据老年人的情绪状况，随时调整训练时间。若老年人出现焦躁状态，应及时调整、选择暂停或继续训练
	预约下一次训练时间
整理与记录	观察老年人状态，询问老年人感受
	整理用物
	洗手，记录老年人练习过程中的感受及情绪变化情况
注意事项	当老年人在训练过程中出现焦虑情绪时，应做好心理疏导
	训练过程中耐心、细致、注意安全，体现尊重和人文关怀
	告知老年人和家属只有持之以恒、循序渐进地训练才能有助于记忆功能的恢复。训练过程中多鼓励老年人，取得其信任和配合，让其树立自信心，坚持训练
	对训练效果进行评价。对训练效果较好/较差的老年人，结合日常生活活动循序渐进地提高/降低记忆训练难度

指导轻中度认知功能障碍的老年人进行定向力训练的任务实施见表 3-35。

表 3-35 指导轻中度认知功能障碍的老年人进行定向力训练的任务实施

任务实施	具体要求	
沟通与评估	携用物进入房间，核对信息	
	向老年人解释操作的任务、目的、时间、过程及配合方法，使其做好身心准备	
	评估老年人的意识、心理状态、活动能力、配合度及定向障碍的程度（可经 MMSE 评估），制订训练计划，达到训练目标	
实施	时间定向训练	引导老年人说出当天是哪年、哪月、哪日。若其答对，可以再问前一年、前一个月或前一日的具体日期，或者下一年、下一个月或下一天的具体日期，也可问重要节日的具体日期，如元旦、重阳节是哪天，元旦的前一天是几月几日等。若其记不清，可以依据发生的事情引导其记忆
		指导老年人在屋内放置时钟和日历，养成随时看时间的习惯
	人物定向训练	在老年人床头或最醒目的位置摆放其最熟悉的家庭成员照片
		用相册帮助老年人记忆最熟悉的家庭成员或最经常见到的人：如医生、护理员、康复师、周围老年人并称呼相应的名字，当其记不清时，可提醒某人的职业、特征等
	地点定向训练	依据老年人的喜好，将其喜欢的物品（如水果、动物卡片、手工折纸等）贴在相应的门上（如房间门、卧室门、卫生间门等），贴的过程中向其解释贴这些标识的目的，让其经常看到这些标识并记住
		叮嘱老年人下次找不到自己房间时，找门上贴有的标识物，引导其找到自己的房间
		把写有“左”和“右”的不同颜色的腕带分别戴到老年人的左手腕和右手腕上，告诉老年人外出及在拐弯时看一下腕带标识，并记住拐的方向
		练习： 方法一：将老年人带到其活动区域[如房间号—楼层—路过地点 1（餐厅）—路过地点 2（手工室）—到目的地]。活动结束，引导老年人自己找回去的路线，并回到自己的房间内。 方法二：在训练的房间内，摆放 5 张桌子，每张桌子为一个老年人原来经常去的地点（如家—超市—菜市场—学校—公园），然后原路返回，为加深老年人记忆，可以打出图片，利用形象记忆法，引导其记住比较明显的建筑标识物，加深其地点记忆。训练达到目标后，可陪同老年人到真实场景中进行训练
		依据老年人的训练情况逐渐增加记忆点

续表

任务实施	具体要求	
实施	地点定向训练	训练过程中，要注意指导语的使用及老年人的情绪变化，多鼓励和夸奖老年人，提升老年人的训练热情
		每次训练30～60min，或依据老年人的情绪状况随时调整训练时间
		预约下一次训练时间
整理与记录	整理用物	
	洗手，记录老年人的练习内容、感受、情绪变化、效果	
注意事项	采用直观形象方法，再配以鲜明的色彩，加强训练效果	
	操作过程中耐心、细致、注意安全，细心观察、了解老年人的状况，避免老年人发生意外情况，体现尊重和人文关怀，依据老年人的情况决定训练计划是否继续	
	根据老年人的喜好制订个性化的训练方案，一对一地进行训练。告知老年人和家属训练要持之以恒、从易到难、循序渐进，才能达到好的训练效果	

家务劳动训练1

家务劳动训练2

记忆力训练

计算力训练1

计算力训练2

认知功能评估

任务 3 考核

任务评价

学生自评见表 3－36。

表 3－36 学生自评

<table>
<tr><th colspan="2">评价内容</th><th colspan="5">评定</th></tr>
<tr><td rowspan="6">参与态度</td><td rowspan="2">我认真参加每一次课堂活动、对每一次课堂活动保持浓厚的兴趣</td><td>A</td><td>B</td><td>C</td><td>D</td><td>E</td></tr>
<tr><td>5</td><td>4</td><td>3</td><td>2</td><td>1</td></tr>
<tr><td rowspan="2">我能积极学习各种相关知识，能主动查阅相关资料</td><td>A</td><td>B</td><td>C</td><td>D</td><td>E</td></tr>
<tr><td>8</td><td>6</td><td>4</td><td>2</td><td>0</td></tr>
<tr><td rowspan="2">我能发挥自身的优势，为小组提供必不可少的帮助，努力完成自己承担的任务</td><td>A</td><td>B</td><td>C</td><td>D</td><td>E</td></tr>
<tr><td>10</td><td>8</td><td>6</td><td>4</td><td>2</td></tr>
<tr><td rowspan="6">协作精神</td><td rowspan="2">我能积极配合小组完成各种操作，服从安排</td><td>A</td><td>B</td><td>C</td><td>D</td><td>E</td></tr>
<tr><td>10</td><td>8</td><td>6</td><td>4</td><td>2</td></tr>
<tr><td rowspan="2">我能积极地与组内、组间成员相互讨论，能完整、清晰地表达想法，尊重他人的意见和成果</td><td>A</td><td>B</td><td>C</td><td>D</td><td>E</td></tr>
<tr><td>10</td><td>8</td><td>6</td><td>4</td><td>2</td></tr>
<tr><td rowspan="2">课堂中，我和大家能互相学习和帮助，促进共同进步</td><td>A</td><td>B</td><td>C</td><td>D</td><td>E</td></tr>
<tr><td>5</td><td>4</td><td>3</td><td>2</td><td>1</td></tr>
<tr><td rowspan="6">创新和实践</td><td rowspan="2">我有浓厚的好奇心和探索欲望</td><td>A</td><td>B</td><td>C</td><td>D</td><td>E</td></tr>
<tr><td>8</td><td>6</td><td>4</td><td>2</td><td>0</td></tr>
<tr><td rowspan="2">在小组遇到问题时，我能提出合理的解决方法</td><td>A</td><td>B</td><td>C</td><td>D</td><td>E</td></tr>
<tr><td>8</td><td>6</td><td>4</td><td>2</td><td>0</td></tr>
<tr><td rowspan="2">课堂中，我能发挥个性特长，施展才华</td><td>A</td><td>B</td><td>C</td><td>D</td><td>E</td></tr>
<tr><td>8</td><td>6</td><td>4</td><td>2</td><td>0</td></tr>
<tr><td rowspan="6">能力提高</td><td rowspan="2">课堂中，我能运用多种渠道收集信息</td><td>A</td><td>B</td><td>C</td><td>D</td><td>E</td></tr>
<tr><td>8</td><td>6</td><td>4</td><td>2</td><td>0</td></tr>
<tr><td rowspan="2">课堂中遇到问题不退缩，并能自己想办法解决</td><td>A</td><td>B</td><td>C</td><td>D</td><td>E</td></tr>
<tr><td>10</td><td>8</td><td>6</td><td>4</td><td>2</td></tr>
<tr><td rowspan="2">我与他人交往的能力提高了</td><td>A</td><td>B</td><td>C</td><td>D</td><td>E</td></tr>
<tr><td>10</td><td>8</td><td>6</td><td>4</td><td>2</td></tr>
<tr><td>满分</td><td>100 分</td><td>最终得分</td><td></td><td colspan="2">学生签字</td><td></td></tr>
<tr><td rowspan="3">总体体会</td><td colspan="6">我的收获：</td></tr>
<tr><td colspan="6">我的感受：</td></tr>
<tr><td colspan="6">我还需要努力的地方：</td></tr>
<tr><td>教学建议</td><td colspan="6"></td></tr>
</table>

学生互评见表3－37。

表3－37 学生互评(参照全国养老护理职业技能大赛操作评分标准)

项目	分值	扣分原因	得分	备注
工作准备	10			
沟通解释评估	15			
关键操作技能	50			
健康教育	8			
评价照护效果	5			
对操作者综合评价	12			
打分人		实际得分		
操作建议				

教师评价见表3-38。

表3-38 教师评价

项目	过程考核	考核内容	分值	扣分原因	得分
课堂表现	认真听课，积极参与课堂活动，有独立的见解		10		
知识	课前	预习任务完成情况	5		
	课中	重、难点掌握情况	10		
	课后	课后作业完成情况	5		
能力	课前	预习技能探索	5		
	课中	技能操作掌握情况	10		
		小组团结合作情况	12		
		与老年人沟通能力	7		
		思维的条理性	4		
	课后	能力拓展完成情况、思维的创造性	10		
素养	能够尊老、敬老、爱老		8		
	具有人文关怀、安全意识		6		
	对待老年人有爱心、细心和耐心		4		
	能够保护老年人的隐私		4		
增值评价	通过学生自我评价、学生互评、企业导师评价探索学生增值评价		20		
打分人			实际得分		
操作建议					

企业导师评价见表3－39。

表3－39 企业导师评价

考核指标	考核项目	内容	评定				
知识能力	知识力	充分具备现任职务所要求的基础理论知识和实际业务知识	A	B	C	D	E
工作能力	理解力	能充分理解老年人的要求，干净利落地帮助其完成护理工作，不需要其反复强调	A	B	C	D	E
	判断力	能充分理解老年人的意图，根据其现状，随机应变，恰当处理。是否具有护理员所要求的判断力，能够果断地作出正确决策	A	B	C	D	E
	表达力	具备护理员所要求的表达力，并能进行一般联络及说明工作	A	B	C	D	E
	交涉力	在和企业导师交涉时，是否具备使双方诚服接受同意或达成协商的交涉能力	A	B	C	D	E
工作态度	纪律性	能够遵守企业工作纪律和规章制度，是否做到不迟到、早退及不脱岗等	A	B	C	D	E
	团队精神（协作性）	在工作中，是否考虑别人的处境，是否主动协助企业导师、同学和企业外人员做好工作；是否有意识地促使团队和谐	A	B	C	D	E
	积极性	对分配的任务是否不讲条件，主动积极，尽量多做工作，主动进行改进	A	B	C	D	E
评定标准：A. 非常优秀，理想状态；B. 优秀，满足要求；C. 基本满足要求；D. 略有不足；E. 不能满足要求		分数换算：A. 9～10分，B. 7～8分，C. 5～6分，D. 3～4分，E. 0～2分。最终得分：72～80分为非常优秀，56～64分为优秀，40～48分为合格，32分及以下为不合格	评语				
			考核人签字				

能力拓展

与认知障碍老年人沟通的技巧

要做好认知障碍老年人的护理工作，护理员不仅要付出极大的爱心、耐心、细心和毅力，同时还要正确地理解老年人认知障碍的特点，采取积极的态度，使认知障碍老年人能生活在一个充满亲情和关爱的环境中，提高老年人的生存时间和生活质量，减轻家庭负担，使其家属得到安慰，具体的沟通技巧有以下几种。

一、一对一交流

护理员与认知障碍老年人交流时应保持同一高度的平视，并保持目光接触，以集中注意力。说话的人越多，内容会越复杂，同一时间不要多个人同时与老年人交流；旁人不要随意插话和代替回答问题，以免老年人应接不暇或感到回答不及时而产生焦虑和挫折感，一对一交流能够有效减轻老年人的思维负担。

二、注意谈话中的语音和语调

护理员与老年人交谈时，宜采用通俗易懂的短句，避免使用复杂的长句，每次只给老年人一个建议、问题和想法；讲话时语调平和、语速要慢；语气温和、轻松，吐字清楚，除非老年人有听力问题，讲话声音不可过大；尽可能用老年人熟悉的方言、俗语，尖锐响亮的声音会使老年人产生恐惧心理，甚至发生过激反应；避免和老年人用儿话语（如“李爷爷，我们该吃饭饭了”），这样会伤害老年人的自尊心，助长老年人的孩童心智和依赖心理。

三、重复必要的信息或者问题

如果老年人对提出的问题没有回应，稍等片刻，然后再问一遍。重复提问时，应该使用同样的方式和同样的语言，以了解老年人需要什么，并及时采取应对措施，让老年人感觉得到重视；当老年人一遍又一遍地重复问相同的问题或发表相同的评论时，护理员尽量不要恼怒，应保持自身客观状态，那些让老年人不断重复的东西可能恰恰反映其关注的特殊事物，可以成为相互交流的起点。

四、不要打断老年人讲话，耐心等待回应

护理员对于老年人出现的错误，不争论、争吵，可针对其问题给予适当的解释和安慰，因为老年人的注意力集中能力低，所以谈话时间不宜太长。应给老年人一些反应时间，让其有充裕的时间思考问题，如果护理员显得心急，认知障碍老年人就会烦躁不安。

五、观察老年人的表情及动作，做好情绪抗拒应对

护理员和老年人交谈时，应对老年人作出的反应给予适时鼓励，如微笑、点头、口头赞赏等，并鼓励老年人说出来。老年人情绪出现抵触或愤怒时，可以使用其感兴趣的话题转移其注意力，让老年人放弃坚持要做的事情，应对时护理员和老年人应保持适当的距离，保护好自身安全。

与认知障碍老年人沟通时，护理员必须尊重每一位老年人的独特性。因认知障碍老年人的状况会随病程的进展而改变，故护理员需要随其状态来调整照护方式。尽管认知障碍老年人的情感表达很直接，对周围人来讲会感到痛苦和尴尬，但这能让我们知道其内心体验。虽然有时候不知道其在说什么，但只要细致观察，从其言语、表情、动作等方面就可以了解到一些信息，感受到其需求，使护理员更快找出适合的照护方式，陪伴其继续走下去。

参考文献

［1］单伟颖，郭飚．老年人常用照护技术［M］．北京：人民卫生出版社，2023.

［2］谭燕泉，王琳，潘婧．老年护理学［M］．北京：中国人口出版社，2022.

［3］胡秀英，肖惠敏．老年护理学［M］．5 版．北京：人民卫生出版社，2022.

［4］李小寒，尚少梅．基础护理学［M］．7 版．北京：人民卫生出版社，2022.

［5］谢家兴．基础护理康复护理常规与技术［M］．北京：人民卫生出版社，2022.

［6］人力资源社会保障部教材办公室．老年人康复护理实用技能［M］．北京：中国劳动社会保障出版社，2020.

［7］蒋玉芝．老年人心理护理［M］．2 版．北京：北京师范大学出版集团，2023.

［8］郑悦平，常红．老年综合评估［M］．北京：化学工业出版社，2022.

［9］但琼，杨玉梅．老年护理［M］．武汉：华中科技大学出版社，2023.

［10］吴丽文，李希科．老年护理［M］．5 版．北京：科学出版社，2023.